Ernst Künzl
MEDICA
Die Ärztin

Ernst Künzl

MEDICA

Die Ärztin

Nünnerich-Asmus
Verlag & Media

In memoriam Gerhard Koeppel
** 1936 † 2012*

120 Seiten mit 54 Abbildungen in Duoton und einer Karte
Titelabbildung: Priesterin aus Antiochien (Antakya).
Mainz Arzneikästchen.

Bibliografische Information der Deutschen Nationalbibliothek
Die Deutsche Nationalbibliothek verzeichnet diese Publikation in der Deutschen Nationalbibliografie; detaillierte bibliografische Daten sind im Internet über http://dnb.d-nb.de abrufbar.

ISBN 978-3-943904-20-8

Gestaltung: Bild1Druck GmbH, Berlin
Lektorat: Annette Nünnerich-Asmus, Frauke Itzerott, Mascha Schnellbacher
Gestaltung des Titelbildes: Scancomp GmbH, Wiesbaden

Printed by Nünnerich-Asmus Verlag & Media

Weitere Titel aus unserem Verlagsprogramm finden Sie unter: www.na-verlag.de

Inhalt

Register unter:
www.archaeologie-sachbuch.de/fileadmin/redaktion/files/kuenzl-2013-medica-register.pdf

Denkmälerkatalog unter:
www.archaeologie-sachbuch.de/fileadmin/redaktion/files/kuenzl-2013-medica-anhang-bibliographie.pdf

Vorwort

Ich überweise Sie jetzt an die Zahnklinik nach NN. Das sind dort zwar alles Männer, aber Sie können Zutrauen haben und brauchen sich keine Sorgen zu machen; die verstehen ihr Handwerk auch.

Beruhigende Worte einer deutschen Zahnärztin
an eine Patientin im Sommer 2012

Im 20. Jh. wurde der Beruf der Ärztin zu einem bedeutsamen Feld weiblicher Tätigkeit. Dass Frauen als offiziell anerkannte Ärztinnen tätig sein konnten, war im Abendland ein Prozess, der im 19. Jh. begann und der nach dem Zweiten Weltkrieg vollendet wurde. Seitdem sind Praxisschilder weiblicher Ärzte und Doppelpraxen von Frauen und Männern ein selbstverständlicher Anblick an den Häuserwänden unserer Städte. Wie neu dies alles ist, mag man daran ermessen, dass in Deutschland die erste promovierte Ärztin, Dr. Cornelia Erxleben (Halle/Saale), eine Ausnahme des 18. Jh. war und dass noch in den Jahren nach 1871 Frauen, die in der Medizin promovieren wollten, aus Deutschland in die Schweiz gehen mussten.

Dies hat sich inzwischen grundlegend geändert; die Ärztin ist ein Erfolgsberuf geworden. Gerade deshalb ist es aber von historischem Interesse zu sehen, wo dieser Vorgang einer weiblichen Berufsemanzipation begann: im Altertum Europas, in Griechenland und im Römischen Reich. Das Altertum bietet die Möglichkeit einer Fallstudie für Frauen im Arztberuf in vormoderner Zeit. Dort geschah alles zum ersten Mal:

- gegen 300 v. Chr. praktizierte in der Nähe von Athen eine Griechin namens Phanostrate, die erste Ärztin des Altertums und die erste Ärztin Europas, die wir kennen,

- um 50 v. Chr., im Rom der Regierungszeit Caesars, arbeiteten ein Arzt namens Naevius und seine Frau und Kollegin Naevia in der ersten namentlich bekannten Gemeinschaftspraxis der Geschichte, und

- um Christi Geburt, als Kaiser Augustus regierte, praktizierte im römischen Spanien eine Ärztin, deren Grabbeigaben sie als die erste uns fassbare Chirurgin der Geschichte erweisen.

Ärztinnen waren im Römischen Reich des 1. bis 4. Jh. eine vertraute Erscheinung. Die Stellung der Frauen im Rahmen der ärztlichen Tätigkeit im antiken Römischen Reich war nicht auf die Hebamme beschränkt. Inschriften wie Grabbeigaben verraten uns, dass Frauen auch als Allgemeinmedizinerinnen, Zahnärztinnen, Gynäkologinnen, Chirurginnen und als Pharmazeutinnen tätig sein konnten. Nicht selten betätigten sich Frauen auch als Schriftstellerinnen und publizierten Werke über Heilmittel und medizinische Fragen. Der Frauenanteil an der römischen Ärzteschaft lag bei ca. 5 %; Grund genug, diesen geschichtlich frühen Frauenberuf näher zu betrachten.

Zu danken habe ich vielen, jedoch bin ich besonders Helmut Engelmann, Höhr-Grenzhausen, verbunden, der mich an seinem reichen Wissen über die Inschriften des Altertums teilhaben ließ. Eine von uns beiden vor nun fast zwanzig Jahren geplante gemeinsame Schrift über die antiken Ärztinnen kam leider nicht zustande; sie wäre freilich für das rein wissenschaftliche Publikum gedacht gewesen. Besonders danke ich auch Juliane Roderer, München; bei ihrer Literaturagentur fühle ich mich schon seit langen Jahren gut aufgehoben.

Für Hilfe aller Art danke ich Lawrence J. Bliquez, Seattle; Sylvia Brehme, Berlin; Andrea Bußmann, Bonn; Hélène Chew, Saint-Germain-en-Laye; Sylvia Diebner, Rom; Marion Euskirchen, Köln; Klaus-Dietrich Fischer, Mainz; Maria Grazia Granino, Siena; Gian Luca Gregori, Rom; Andreas Hensen, Heidelberg; Ralph Jackson, London; Annemarie Kaufmann-Heinimann, Basel; Susanna Künzl, Eckental; Maria Gabriella Lilli, Rom; Claudia Nauerth, Bad Bergzabern; Friederike Naumann-Steckner, Köln; Vivian Nutton, London; Bernhard Overbeck, München; Alpay Pasinli, Istanbul; Georg Petzl, Köln; Barbara Pferdehirt, Mainz; Gertrud Platz, Berlin; Péter Prohászka, Esztergom; Wolfgang Radt, Berlin; Évelyne Samama, Boulogne; Hugues Savay-Guerraz, Lyon; Hans-Joachim Schalles, Xanten; Matthias Schmandt, Bingen; Ingrid Schoppa, Wiesbaden; Anthony Snodgrass, Cambridge; Viktoria Stuppner, Wien; Dominique Tisserand, Lyon; Peter van Minnen, Ann Arbor; Claudia Waurick, Budenheim; Maria Xagorari-Gleißner, Eckental sowie dem Forschungsarchiv für antike Plastik am Archäologischen Institut der Universität Köln.

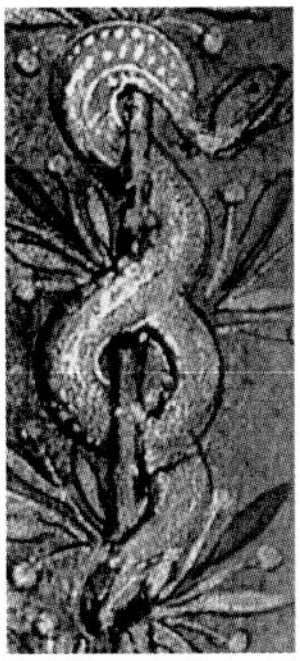

Einleitung
Ärztinnen des Altertums, des Mittelalters und der Moderne

Der Erfolg der Frauen in der Medizin des 20. Jh.

Auf dem weiten Weg der Frauen zum Arztberuf war der unwichtigste Faktor die Diskriminierung der Frauen als zur ärztlichen Tätigkeit ungeeignet. Dieser Punkt spielte tatsächlich keine Rolle, im Altertum von vorneherein nicht und in der Neuzeit höchstens als Vorwand in Situationen, in denen man glaubte, sich bestimmter Frauen auf diese Weise entledigen zu können. Die beiden Hauptfaktoren waren vielmehr die soziale Herkunft der Ärztinnen und vor allem das jeweilige Ausbildungssystem.

Im Altertum bis in die neueste Zeit war der Arztberuf keine noble Tätigkeit, nicht nobel in dem Sinne, dass aristokratische Gesellschaften sie in Betracht zogen. Für Angehörige der senatorischen und ritterlichen Adelsschichten Roms kam eine handwerkliche Tätigkeit von vorneherein nicht in Betracht und dies galt noch viel mehr für ihre Frauen. Die römischen Senatoren und Ritter verwalteten ihren Besitz, und wenn sie eine öffentliche Tätigkeit ausübten, so war dies die kombinierte militärisch-politische Karriere eines römischen Hochadeligen, welcher im Laufe dieser Ämter sowohl eine Legion kommandierte wie auch als kaiserlicher oder senatorischer Legat eine Provinz verwaltete. Die von allen Ämtern ausgeschlossenen Frauen widmeten sich der Familie oder agierten politisch hinter den Kulissen, was vor allem für die Damen des Kaiserhauses galt. Die römischen Adelsschichten nahmen aber kaum mehr als 1 % der Gesamtbevölkerung des Reiches ein und wie in nachantiker Zeit war der Arztberuf als Handwerksberuf Domäne der Unterschichten, und das galt auch für die Frauen.

Die Frauen im Altertum fanden kein institutionelles Hindernis, sich dem Arztberuf zuzuwenden. Der Grund war einfach der, dass es keine institutionellen Regeln für den Arztberuf gab. Grundsätzlich konnte jeder das Handwerk eines Arztes lernen, denn als ein solches galt dieser Beruf. Es gab im Altertum keine geordneten Berufsausbildungspläne ebenso wenig wie einen qualifizierenden Berufsabschluss; es gab keine Ärztekammern und keine Approbationen.

Entscheidend waren immer die Ausbildungsmöglichkeiten. Die Basis des wissenschaftlichen Erfolgs des Abendlandes seit dem späten Mittelalter waren Europas Universitäten. Bologna 1130, Paris 1200, Oxford 1214, Cambridge 1284, Prag 1348, Wien 1365 und Heidelberg 1386 sind die Heroennamen des bis heute die Bildungssysteme dominierenden Universitätswesens. Seit dem späteren Mittelalter war den Frauen der Zugang zum medizinischen Wissen versperrt. Akademische

Titel konnten sie nicht mehr erwerben. Bis ins 19. Jh. hinein waren die Frauen auf die Nebenwege der Hebamme oder auch nur der kenntnisreichen „Weisen Frau“ angewiesen.

Inzwischen übertrifft an den aktuellen deutschen Universitäten die Zahl von Medizinstudentinnen die ihrer Kommilitonen und auch in der medizinischen Forschung nahmen die Frauen am Beginn des 21. Jh. bereits ca. 30 % ein. Im aktiven Arztberuf liegt der Frauenanteil inzwischen bei ca. 40 %, was freilich für Führungspositionen z.B. in der Chirurgie noch nicht gilt. Die Zahlen aus der Chirurgie sind deshalb beachtenswert, weil dieser Sektor immer noch eine – relative – männliche Domäne ist.

Insgesamt ist nach 150 Jahren modernen Aufstiegs der Frauen in der Medizin der Punkt der inhaltlichen und numerischen Gleichheit mit den Männern nahezu oder bereits überschritten. Im Jahre 2012 waren schon rund 60 % der im Arztberuf beginnenden Mediziner Frauen. Von diesen Ärztinnen in Deutschland sind allerdings nach einer Umfrage des Jahres 2012 ungefähr ein Drittel mit Teilen ihrer Welt unzufrieden: *„mit der Mitbestimmung, ihren Entwicklungschancen am Arbeitsplatz und ihrem Einkommen“*. So kann es zu dem erstaunlichen Satz kommen:

„Rund 60 % der Neueinsteiger in den Arztberuf sind Ärztinnen. Ihre berufliche Zufriedenheit wird wesentlich die Zukunft des Gesundheitswesens mitbestimmen“ (Zahlen nach einer Onlineumfrage unter 1.200 Ärztinnen aller Altersgruppen, Fachgebiete und Hierarchieebenen. Quelle: Chirurgische Allgemeine 13, Heft 5, Heidelberg 2012, S. 267).

Angesichts dieser Zahlen möge man den altrömischen Frauenanteil unter den Ärzten, der um die 5 % lag, nicht an unseren Tagen messen. Stellen wir uns aber nur einmal kurz die Könige von Preußen und Bayern des Jahres 1850 vor, denen man sagen würde, dass im nächsten Jahr jeder zwanzigste Arzt in ihren Ländern eine Frau sein würde: Die Majestäten hätten einträchtig den Kopf geschüttelt und niemand hätte ein Wort geglaubt, durften Frauen damals doch das Fach Medizin überhaupt noch nicht studieren.

Heilkundige Frauen des Mittelalters

Heilkundige Frauen gab es freilich in allen Jahrhunderten, auch nachdem um 500 n. Chr. die antike Welt untergegangen war. Die Überlieferungslage zum Ärztestand hatte sich in den Jahrhunderten des beginnenden und des hohen Mittelalters allerdings radikal verändert. Die Kenntnisse der antiken Medizinschriftsteller ging zunächst rapide zurück. Der Aufschwung der Medizin nach dem Jahr 1000, also immerhin ein halbes Jahrtausend nach dem Untergang des Weströmischen Reiches, hing auch mit der zunehmenden Wiederentdeckung der antiken Medizinautoren zusammen. Die Übersetzungen aus Salerno in Süditalien und Toledo in Kastilien spielten hier die entscheidende Rolle.

Wie zu allen Zeiten haben Frauen in der realen Alltagswelt auch des Mittelalters heilkundige Handlungen und Beratungen ausgeübt. Das Feld der Geburtshilfe, die Arbeit der Hebamme, blieb ein weibliches Reservat. Schon aber die Frage, ob die aus der Römerzeit des Altertums aktenkundige Ärztin weiterhin unter dem Namen einer Ärztin tätig war, stößt auf die Probleme der Überlieferungslage.

Das Phänomen der Arztgräber mit Beigaben hörte mit der späten römischen Kaiserzeit der Jahre um 300 n. Chr. auf. Noch schwerer wiegt das Ende der antiken Inschriftensitte. Das Altertum war eine Welt der Inschriften, meist auf Stein, daneben auch auf Metall oder als aufgemalter Wandanschlag an Häuserwänden. Die öffentlichen Plätze der Städte im Römischen Reich waren voller Ehrendenkmäler, Ehrenstatuen und Ehreninschriften. Die vor den Toren der Städte gelegenen Grabmäler trugen Inschriften, die manchmal karg waren, oft aber auch den Lebensweg des Verstorbenen ausführlich schilderten und lobten. Zwar darf man für das Römische Reich annehmen, dass nur ein bescheidener Prozentsatz der Menschen Lesen und Schreiben gelernt hatte; dennoch spielte dies keine Rolle, weil die bestimmende römische Aristokratie schon früh die Sitte Griechenlands der Ehreninschriften und der beschrifteten Grabmäler übernommen hatte. Und selbst wenn jemand nicht lesen konnte, so ließ er sich eben den Wortlaut vorlesen: Aber eine ordentliche Grabinschrift gehörte sich einfach.

Diese Welt verschwand mit den Jahren um 500, und dies nicht nur im Westen, sondern auch im christlichen Reich Ostroms, in Byzanz. Damit verlieren wir eine Hauptquelle über den Ärztinnenberuf, stammen doch unsere Informationen über die antiken Ärztinnen zuerst aus Inschriften, dann erst aus den archäologischen Grabinventaren und aus den Bemerkungen antiker Autoren.

Im Mittelalter sind wir bei dem Fehlen aller Inschriften und auch aller archäologischen Bodenfunde nur auf die Medizinliteratur angewiesen. Hier begegnen uns freilich heilkundige Frauen in beachtlicher Zahl. Der heutige Leser wird mit dem Begriff Medizin im Mittelalter vermutlich zuerst den Namen Hildegard von Bingen verbinden. Diese Gestalt der Jahre 1098–1179 wurde und wird in jüngster Zeit immer berühmter. Es entstand inzwischen eine regelrechte Hildegard von Bingen-Industrie; gibt man den Namen in die aktuellen Suchmaschinen des Internets ein, bekommt man gut 2 Millionen Zitate. Der rezente Ruhm Hildegards entspricht nicht der Situation im Mittelalter, soweit es um die Medizin geht. In der damaligen altdeutschen medizinischen Literatur spielten Hildegards zwei Schriften *(Physica, Causae et curae)* anscheinend keine Rolle und werden kaum zitiert.

Das berührt jedoch nicht die Frage der Wertschätzung heilkundiger Frauen. Eine Episode aus der Zeit Hildegards und mit einer vergleichbaren Hauptperson steht in der *Reinhardsbrunner Briefsammlung*: Mitte des 12. Jh. wendet sich der Abt eines thüringischen Klosters an einen Amtsbruder und bittet um Hilfe bei einer Krankheit; man möge ihm bestimmte Arzneien schicken und man möge sich bei einer heilkundigen, berühmten Frau in Sangershausen genau erkundigen, wieviel und wie man von der Medizin einnehmen müsse. Bei dem Kranken handelte es sich um einen Mönch, was belegt, dass Ärztinnen nicht immer allein Frauen behandelten.

Im medizinischen Alltag des Mittelalters waren Frauen in großer Zahl tätig. Ihr Anteil an der Praxis war sicher größer, als es die medizinischen Schriften vermuten lassen. Frauen waren nach der mittelalterlichen Literatur als Hebammen und Pharmazeutinnen, als medizinische Autorinnen und eben auch als Diagnostikerinnen und Ärztinnen tätig. Freilich ergab sich im Laufe der Zeit die Einschränkung, dass Frauen spätestens seit dem 14. Jh. keinen Zugang mehr zu medizinischen Hochschulen bekamen. Im traditionsreichen Salerno konnten Frauen allerdings noch bis zum 14. Jh. den Grad einer Chirurgin erwerben. Die medizinische Hochschule von Salerno in Süditalien war neben Toledo in Spanien in der Vermittlung medizinischer Texte der Griechen, Römer und Muslime maßgebend. Die Universität Salerno existierte bis 1812, die Blütezeit der Salernitaner Medizinschule des Mittelalters war jedoch das 11. und 12. Jh. Für unser Thema sind die in Salerno tätigen Medizinerinnen hervorzuheben, die *Mulieres salernitanae*. Man hat sie entweder apodiktisch zu Hebammen erklärt oder erwogen, in ihnen doch auch Ärztinnen erkennen zu dürfen. Mit der Frauenheilkunde ist der Name Trotula verbunden, ein Frauenname, den man als Autorin eines Hauptwerkes der Schule von Salerno annahm, eine Schrift über die Leiden der Frauen oder die Heilmittel für Frauen.

Inzwischen nimmt man nicht nur die Existenz einer Salernitaner Ärztin (nicht Hebamme) namens Trota an, man hat auch versucht, ihr schriftstellerisches Werk aus der ersten Hälfte des 12. Jh. in Umrissen zu rekonstruieren.

In mittelalterlichen Schriften werden die *Mulieres salernitanae* des Öfteren zitiert, und das nicht allein bei Problemen der Frauenheilkunde. Eine Ärztin Abella schrieb angeblich ein Werk in Versen (wie es üblich war) über die Schwarze Galle; Rebecca Guarna aus Salerno publizierte medizinische Versgedichte über das Fieber und über den Urin. Andere namentlich genannte Salernitaner Medizinerinnen waren Sigelgaita, Mercurias, Francesca Romano und Constanza Calenda. Eine Ärztin aus Katalonien nannte sich im Jahre 1188 in einem Grundstücksvertrag ganz selbstverständlich „ego Dulcia, medica“ *(*Ich, Dulcia, Ärztin*)*.

Aus der gleichen Zeit, dem 12. Jh., hören wir nach langen Jahrhunderten wieder etwas von einer Ärztin im griechischen Byzanz: Im Pantokratorspital Konstantinopels hatte man einen Frauenflügel eingerichtet, den zwei Ärzte leiteten, denen eine Ärztin (*iátraina*) unterstellt war. Die Ärztinnen von Salerno waren in der Welt des Mittelalters nicht allein.

Der Weg zu den Universitäten

Salerno, wo Frauen hatten Medizin studieren können, war auf diesem Gebiet kein Vorbild geworden. Die maßgebenden Hochschulen des späten Mittelalters, angefangen von Bologna und Pavia in Norditalien, über Montpellier in Südfrankreich bis zum einflussreichen Paris, setzten diese Linie nicht fort. Außerhalb der Schulmedizin waren heilkundige Frauen allenthalben im späten Mittelalter und früher Neuzeit tätig. Aber sie waren eben von den Akademien und Zünften ausgeschlossen und es dauerte viele Generationen, bis sich auf diesem Gebiet etwas änderte.

Dies ist der Grund, weshalb der Fall Erxleben bis heute eine so große Beachtung erfuhr. Der harte, doch erfolgreiche Lebensweg der Frau Dr. Dorothea Erxleben, geb. Leporin (1715–1762) hat ein Zeichen gesetzt. Das Fräulein Leporin begann 1741 mit dem Studium der Medizin in Halle/Saale und setzte auch nach ihrer Heirat mit dem Pfarrer Erxleben und der Geburt ihrer vier Kinder das Studium fort. Sie promovierte 1754 im Alter von fast 40 Jahren in Halle mit einer auf Latein verfassten Dissertation; ihre lateinisch gehaltene Dankesrede rühmte der Dekan als einer antiken Römerin würdig. Die ausnahmsweise erteilte Promotionserlaubnis kam direkt vom preußischen König Friedrich II. Frau Dr. Erxleben meisterte danach in Quedlinburg ein Leben als Ärztin, Pfarrersfrau und Mutter von neun Kindern (vier eigenen und fünf Stiefkindern). Die Universität Halle-Wittenberg ehrte sie mit einer bronzenen Bildnisbüste und mit einem seit 1994 vergebenen Dorothea-Erxleben-Preis für hervorragende medizinische Dissertationen oder entsprechende Leistungen (Abb. 1).

Der Fall Erxleben war ein Monument persönlicher Tüchtigkeit und Integrität. Als Ärztin war sie ein historisches Versprechen an die Frauen der Zukunft, aber kein Zeichen einer konkreten Möglichkeit. Eben weil die Hochschulen den Frauen noch versperrt waren, konnte sie nur durch königliche Förderung ihren Weg finden. Die Ärztinnen des Altertums brauchten keine königlichen oder adeligen Wohltäter, denn sie hatten keine Universitätshürden zu überwinden. Die Hindernisse der Frauen im Altertum lagen in der rechtlich minderen Stellung der Frau allgemein, und an der hat kein Kaiser Roms etwas geändert – Heide oder Christ. Für Frau Dr. Erxleben war die Ausnahmeerlaubnis des Preußenkönigs entscheidend, der dabei die Rolle des fürstlichen Wohltäters spielte. Aber das war nur ein vorläufiges, einsames Zeichen am Himmel. Der nächste wirklich wichtige Schritt war dann der Aufstieg des Dritten Standes nach den Revolutionen zwischen 1789 und 1848, an dem die studierwilligen Frauen allerdings wieder erst mit einiger Verzögerung teilhaben durften.

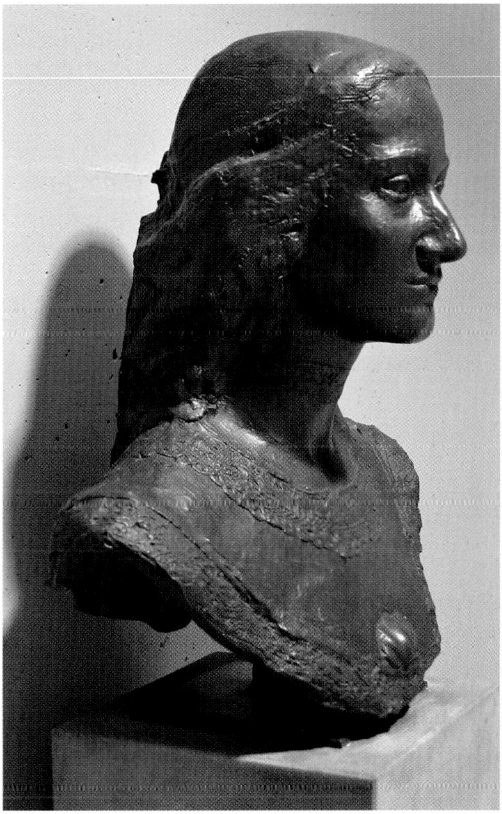

Abb. 1 Dorothea Christiane Erxleben. Bronzebüste Universität Halle-Wittenberg, von Marianne Traube, 1994. Universitätsklinikum Halle-Kröllwitz, Foyer.

Der Erfolg moderner Ärztinnen ist umso bemerkenswerter, als man in Deutschland erst seit etwas mehr als hundert Jahren Frauen das Medizinstudium erlaubt. Den Geburtsjahrgängen der Zeit um 1850, die im Zweiten Deutschen Kaiserreich nach 1871 an die Universitäten hätten gehen können, war die medizinische Promotion noch nicht erlaubt. Die beiden deutschen „Fräulein Doctores", Emilie Lehmus aus Fürth (1841–1932) und Franziska Tiburtius aus Rügen (1843–1927), promovierten 1875 und 1876 an der Universität Zürich, nicht in Deutschland.

Dennoch war insgesamt die zweite Hälfte des 19. Jh. der Durchbruch. Frauen wurden an den Hochschulen zum Medizinstudium zugelassen, die Zeit der weiblichen Parallelwelten der Hebammen und Kräuterfrauen ging zu Ende. Das wilhelminische Deutschland war der letzte Staat des Abendlandes, der sich dazu durchrang: Erst 1899 ließ man in Deutschland Frauen zum Medizinstudium zu, und dies später als nicht nur in den USA (wo dies schon seit 1850 möglich war), sondern auch später als in Frankreich (1863), in der Schweiz (1864) und sogar später als in Griechenland (1890). Im Berliner Reichstag verursachte 1876 die Erwähnung der Möglichkeit von Ärztinnen minutenlange Heiterkeit.

Wie rasch sich die Dinge in wenigen Jahren entwickeln konnten, verrät ein Schlaglicht auf die „Frauenfrage" an der Harvard-Universität in Cambridge/USA. Als in Deutschland noch lange keine Rede davon war, dass Frauen Medizin studierten, sprach man in Harvard im Jahre 1878 bereits vom Problem einer zu starken Zahl von Frauen in der Medizin. Anderthalb Jahrhunderte später lag im Jahre 2012 der Frauenanteil unter den Medizinstudenten in Harvard bei ca. 50 %; die vorausschauende Sorge der Männer war begründet.

Eine der unerfreulichen, unerwarteten und dennoch großen Chancen für Ärztinnen war der Erste Weltkrieg. Als die Welt des europäischen Adels in den Schlammfeldern Flanderns, den Gräben Verduns und den Weiten Galiziens zugrunde ging, waren die Frauen zur Stelle, in vorher unerhörter Weise die Rolle der Männer zu übernehmen. Das britische *Women's Hospital Corps* richtete schon im September 1914 im Pariser Hotel Claridge ein Militärkrankenhaus ein, das nur verwundete Männer von der Front als Patienten aufnahm und das nur Frauen als Chirurginnen, Ärztinnen und Betreuerinnen aufwies. Andere Einrichtungen dieser Art kamen unter dem Zwang des Großen Krieges hinzu. Trotz aller Hindernisse konnte man nach 1918 nicht wieder auf den Status quo ante zurückkehren. Heute, hundert Jahre nach dem Beginn des Ersten Weltkrieges, sind Ärztinnen zu einem bestimmenden Faktor des Medizinbetriebes geworden.

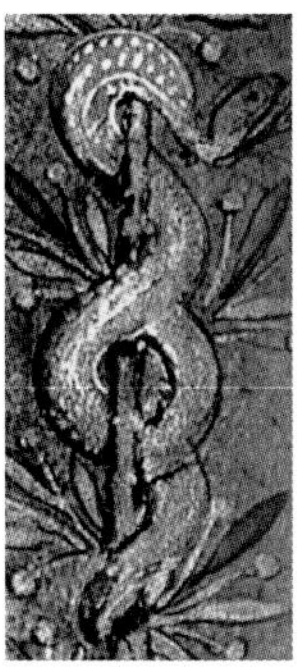

Der Weg der Griechen zur Medizin als Wissenschaft

Krieger und Ärzte vor Troia

Das zweite Jahrtausend v. Chr. ist im modernen Geschichtssystem die Bronzezeit der Ägäis, die Epoche der kretisch-mykenischen Kultur. Für die Griechen war der Kampf um Troia bedeutende Geschichte, keine Legende, und es war – wie wir heute dank der Ausgrabungen Heinrich Schliemanns und seiner Erben wissen – der historische Kern in der Tat real. Troia war ein die Meerengen zwischen dem Schwarzen Meer und der Ägäis kontrollierender Staat, der mit den Mächten Griechenlands in Konflikt geriet und ihnen unterlag.

Die beiden Epen Homers, die *Ilias* mit dem Kampf um Troia und die Irrfahrten des Odysseus in der *Odyssee*, entstanden im 8. bis 7. Jh. v. Chr., geben also eine Welt wieder, die seit vielen Jahrhunderten versunken war. Bei Homer vermischen sich Elemente, die aus der Vorzeit des 2. Jahrtausends stammen, mit solchen aus seiner Zeit. Die in der Ilias häufig sehr drastisch geschilderten Kriegsverletzungen wird man zum Mindesten auf ein Interesse des 8. Jh. v. Chr. an solchen Dingen beziehen dürfen.

Der Kampf um Troia war ein Dauerthema der griechischen Kunst. Auf einer bemalten Keramik aus Athen in den Jahren um 500 v. Chr. erscheint Achilleus, der im Lager vor Troia eine Oberarmwunde seines Freundes Patroklos verbindet (Abb. 2). Es ist eine der ältesten medizingeschichtlichen Darstellungen der Geschichte. Achilleus legt einen kunstvollen, schneeweißen Verband an; die Wunde war eine sicher sehr schmerzvolle Pfeilverletzung: Der Pfeil wird links neben Patroklos' Knie gezeigt.

Hier handelte es sich um Kameradenhilfe und wir dürfen davon ausgehen, dass es wie zu allen Zeiten die erste Hilfe war, die ein Verwundeter auf dem Schlachtfeld bekommen konnte. Homer kennt freilich auch schon den Arzt als einen Berufsstand. Von Frauen ist dabei noch nicht die Rede; es sind Männerberufe, wie der Zimmermann, der Seher und der fahrende Sänger (Rhapsode). Der Arztberuf als Handwerk erscheint zuerst in der Odyssee Homers, wo ganz selbstverständlich „ein Arzt gegen die Übel“ in einer Reihe von Berufen aufgezählt wird.

Dass der Kriegschirurg besondere Leistungen bieten musste, ergibt sich auch daraus, dass Homer als Ärzte an der Front vor Troia zwei Göttersöhne nennt, Machaon und Podaleirios, die Söhne des Heilgottes Asklepios. Asklepios' Tochter Hygieia trat erst später in Erscheinung, als man dem weiblichen Element größere Aufmerksamkeit widmete. Die meisten bei Homer in der Ilias geschilderten

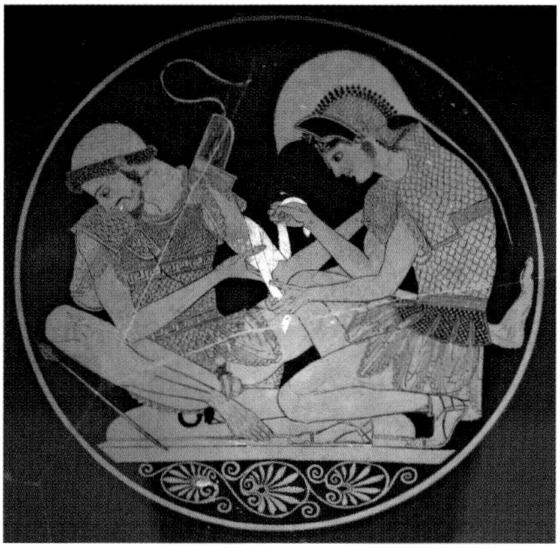

Abb. 2 Achilleus verbindet den von einem Pfeil getroffenen Patroklos, bemaltes Innenbild einer Keramikschale des sog. Sosiasmalers. 500/490 v. Chr. Dm. 17,8 cm. Berlin, Staatliche Museen, Antikensammlung.

Kampfverletzungen waren tödlich, andere konnte man noch behandeln. Erwähnt wird die Pfeilwunde des getroffenen Menelaos, die der Arzt Machaon versorgt; in einem anderen Fall ist es Patroklos, der sich um die Pfeilwunde seines Kameraden Eurypylos kümmert.

Eine prominente Frau mit medizinischen Kenntnissen bei Homer war keine Ärztin von Beruf, sondern Königin: Helena, Auslöserin des Krieges um Troia, kannte aus Ägypten ein kummerstillendes Heilmittel (*phármakon*). Dem wegen seines Vaters Odysseus bekümmerten Telemachos, der das Königspaar Menelaos und Helena in Sparta besuchte, gab sie ein Mittel gegen seinen Seelenschmerz. Helena mischte eine Droge in seinen Wein, welche ihn für eine Zeitspanne alles vergessen ließ, ein Mittel, welches man ihr aus Ägypten mitgebracht hatte, jenem Ägypten, „wo die Fluren gute wie schädliche phármaka in Mengen erzeugen“ (Homer, Odyssee 4, 229–230). „Dort (in Ägypten) ist jeder ein Arzt und übertrifft an Erfahrung alle Menschen“, behauptet Homer in der Odyssee (4, 231–232). Die hohe Meinung der Griechen von der Medizin der Ägypter war sprichwörtlich.

Mit Helenas ägyptischer Droge im Wein für Telemachos hat Homer im Übrigen auch das bis heute erfolgreiche Motiv des Giftes in Frauenhand in die Literatur eingeführt; der Dichter hatte das Thema schon in der Ilias berührt, als er von Agamede erzählt, der Tochter des Königs Augeias (Augias), welche alle Heilmittel *(phármaka)* auf Erden kannte. Zusammen mit Medeia (Medea), der Prinzessin aus Kolchis, und der göttlichen Kirke auf ihrer Zauberinsel gaben diese mythischen Frauen das Vorbild für die unendliche Reihe von Drogenkennerinnen und Giftmischerinnen.

Die ersten griechischen Ärzte

Für uns sind die Griechen die Schöpfer der Medizin als Wissenschaft. Gleichwohl sahen sie die Heilkunst am Beginn als einen Teil der allumfassenden religiösen Welt an. Asklepios, der Heilgott, war unter den Göttern des Olymp eine junge Gottheit; die ältesten Zeugnisse stammen erst aus dem 6. Jh. v. Chr. Asklepios (lateinisch Aesculapius) war nach altem Glauben ein adliger Arzt der griechischen Heroenzeit, also des 2. Jahrtausends v. Chr. Seine Heimat war die Stadt Trikka (Trikkala) im nordgriechischen Thessalien. Aus dem Ahnenkult, der hier greifbar ist, erklärt sich die Vorstellung von Asklepios in Gestalt der Schlange, die dann in historischer Zeit sein Begleittier wurde: Die Schlange lebt teilweise in der Erde, ist also auch ein Tier – wörtlich genommen – der Unterwelt, also des Jenseits. Tote Heroen der Vorzeit stellte man sich manchmal als Schlangen im Grab vor.

Zu Zentren der medizinischen Praxis entwickelten sich seit dem 5. Jh. v. Chr. die Asklepiosheiligtümer, welche den Kult des Asklepios mit medizinischer Behandlung der Pilger verbanden. Die Hauptheiligtümer des Heilgottes Asklepios in Griechenland waren Athen, Korinth, Epidauros in der Argolis und Kos, eine Insel im Südosten der Ägäis vor der kleinasiatischen Küste. Das größte Asklepiosheiligtum im Osten lag in Pergamon in Nordwestkleinasien. Der Asklepioskult erfuhr weiteste Verbreitung.

Hygieia, die personifizierte Gesundheit, galt als Tochter des Asklepios (Abb. 3). Ihr Kennzeichen ist ebenfalls die Schlange, welche sie füttert oder hält. Meist lässt sie die Schlange aus einer Milchschale trinken. Die Gestalt der Hygieia erscheint noch später als Asklepios in der antiken Götterwelt und Bildvorstellung. In römischer Zeit wurde Hygieia als Hygia weiter verehrt, ihren Platz in der politischen Welt nahm jedoch ihr römisches Pendant Salus ein, ebenfalls die Person gewordene Gesundheit.

Die Griechen verbanden einen ihrer großen Götter, Apollon, sowohl mit Verderben wie mit Heilung. Apollon sendet zugleich die Pest und beendet sie. Homers Ilias beginnt mit Apollon als gnadenlosem Bogenschützen mit Pestpfeilen, der das griechische Heer heimsucht. Zugleich ist Apollon der Heilgott, der *Apollo Medicus* der Römer, und galt als der Vater des Asklepios.

Das moderne Arztzeichen ist der Äskulapstab, das Symbol mit der sich um den Stab ringelnden Schlange. Noch häufiger begegnet dem modernen Passanten das Zeichen der Apotheken, die Schlange, die aus einer Schale trinkt. Durch die beiden

Symbole des Äskulapstabes als Arztzeichen und der Hygieiaschlange als Apothekenzeichen sind die beiden Heilgötter des Altertums und damit auch die beiden Geschlechter noch heute repräsentiert.

Antike Praxisschilder scheint es nicht gegeben zu haben. Wenn überhaupt, dann hätte man im Altertum freilich den Schröpfkopf gewählt. Dieses Instrument erscheint oft als Beizeichen der Ärzteschaft auf Reliefdarstellungen und Malereien. Mit der Medizingeschichte verbundene Plätze wie die Insel Kos in der Ägäis, die Heimat des Hippokrates und wie Epidauros auf der Peloponnes, der zentrale Ort der Asklepiosverehrung, wählten den Schröpfkopf als Münzzeichen.

Homers kurze, beiläufige Erwähnung von Ärzten als Beruf ist die literarische Bestätigung eines archäologischen Fundes. In einer Grabkammer des Palamidi-Pronoia-Friedhofes von Nauplion in der Argolis (Griechenland) lagen elf Bronze-

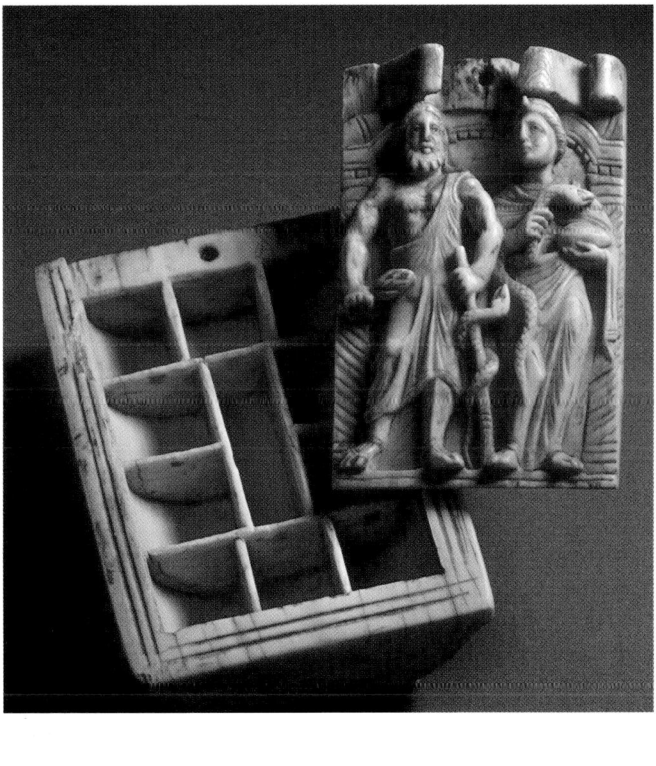

Abb. 3 Arzneikästchendeckel. Aesculapius und Hygieia mit ihren Schlangen. Aus Santa Valeria, Sitten, Wallis/Schweiz. Elfenbein. H. 12,4 cm. Um 400 n. Chr. Sitten (Sion), Kantonales Museum MV 153.

instrumente, darunter eine Pinzette und eine lange, schmale Zange. Damit sind schon für das 15. Jh. v. Chr. metallene chirurgische Geräte aktenkundig. Archäologisch fassbare Denkmäler entstanden dann erst wieder im Laufe des 6. und im frühen 5. Jh. v. Chr., in der wegweisenden historischen Epoche der Kriege zwischen Persern und Griechen. Von nun an begegnet man dem Arzt in ganz unterschiedlichen Darstellungsformen, auf bildlich verzierten Grabsteinen, auf Votivobjekten, auf Darstellungen der dekorierten Keramik, als Statue und in Grabinventaren medizinischen Charakters. In der Welt der Kunst war der griechische Arzt ein eigenes Thema.

Der sitzende Mann eines eindrucksvollen Grabreliefs im Antikenmuseum Basel war Arzt, was die beiden Schröpfköpfe oben an der Wand des Hintergrundes verraten. Das Werk, dessen genaue Herkunft man nicht kennt, entstand vermutlich in der Ägäis in den Jahren um 480 v. Chr. Abgesehen von den Schröpfköpfen, die auf der imaginären Rückwand hängend abgebildet sind, gab einst vermutlich eine aufgemalte Inschrift den Beruf des Toten an. Der stattliche Grabstein verrät Wohlstand des Toten und seiner Erben.

Eine andere Kunstform waren Weihegaben an Gottheiten, Votive, welche Motive und Darstellungen der Gottheit, aber auch auf den Weihenden zurückgehende Darstellungen zeigen konnten. Eine solche Weihung an eine nicht genannte Gottheit ist eine 27 cm große, runde Marmorscheibe, vermutlich aus Athen, und in die Jahre um 500 v. Chr. gehörend. Die aufgemalte, inzwischen recht verblasste Darstellung zeigt einen auf einem Stuhl sitzenden und nach rechts blickenden bärtigen Mann. Die Inschrift verrät den Beruf:

Dies ist ein Denkmal für die Weisheit des Aineios, des ausgezeichneten Arztes.

In den Jahren des dramatischen Perserkrieges um 480 v. Chr. entstand in Athen ein kleines bemaltes Keramikgefäß, das eine Arztpraxis zeigt (Abb. 3): Der Arzt in der Mitte lässt einen Patienten zur Ader; der Patient steht über dem Blutbecken. Der sitzende ältere Mann rechts davon wurde bereits behandelt; an seinem linken Oberarm erkennt man einen hellen Verband. An der Wand hängen mindestens drei Schröpfköpfe. Passanten und Gäste, darunter ein Zwerg mit einem Hasen, beleben die Szene, die eine wahrhaftig ambulante Behandlung vorführt. Der Hase in der Hand des Zwerges ist ein beliebtes Motiv homoerotischer Werbung. Das bemalte Gefäß ist ein *aryballos*, ein Salbgefäß für das Öl der Athleten.

Man hat an der Unbärtigkeit des jungen Chirurgen, der den Aderlass ausführt, Anstoß genommen, auch weil der Arzt des Basler Arztreliefs und der Arzt Aineios würdevolle Bärte tragen. Dieser Einwand übersieht jedoch das älteste Arztdenkmal der Griechen überhaupt, eine stehende Figur eines jungen Mannes, einen sog. *kuros*. Gefunden wurde der noch 1,19 m hohe Marmortorso in der Nähe von Syrakus auf Sizilien, südlich der antiken Stadt Megara Hyblaia. Der Figur fehlen zwar beide Unterschenkel, der gesamte rechte Arm und der Kopf, sie war aber keinesfalls bärtig, sondern stellt nach Art der *kuroi* einen jungen Mann dar. Die Figur gehört in die Jahre um 550 v. Chr. Die Inschrift ist die älteste Medizinerinschrift Europas; sie ist hinten auf dem rechten Oberschenkel eingeritzt:

(Denkmal des) Sombrotidas, des Arztes, des Sohnes des Mandrokles.

Die Inschrift auf dem Oberschenkel und nicht auf dem Statuensockel lässt den Schluss zu, dass man es mit einem Weihgeschenk an eine Gottheit, nicht aber mit einer Grabstatue zu tun hat.

In den Jahren zwischen 460 und etwa 380/370 v. Chr. lebte der Arzt Hippokrates von der Insel Kos, der Begründer der Medizin als Wissenschaft. In seiner Lebenszeit erfolgte der Aufschwung des Asklepioskultes ebenso wie Athens Aufstieg zur Großmacht und sein tiefer Fall in der Niederlage gegen Spartas Soldaten und Persiens Geld 404 v. Chr. Wir besitzen wenige zeitgenössische Dokumente zum Wirken des Hippokrates; die meisten Zeugnisse stammen aus römischer oder gar erst byzantinischer Zeit, sind also ein halbes oder ein ganzes Jahrtausend von ihm getrennt.

Von den unter seinem Namen laufenden *Hippokratischen Schriften* (58 Abhandlungen in 73 Büchern), dem *Corpus Hippocraticum,* stammt nur ein kleiner Teil von ihm selbst. Er war der Begründer der Ärzteschule auf Kos, die das genaue Beobachten des Kranken und seiner Symptome in den Vordergrund stellte. Sein Interesse galt dem Kranken als Gesamtwesen. Die auf Hippokrates zurückgehende Viersäftelehre von den vier Lebenselementen (Blut, Schleim, schwarze Galle, gelbe Galle) hat die europäische Medizin bis zur Renaissance beeinflusst.

Der hippokratische Eid ist nicht wörtlich auf Hippokrates zurückzuführen. Manche Einzelheiten wie die Ablehnung von Euthanasie und Abtreibung deuten auf die Philosophie des Pythagoras von Samos und seiner Schule, obwohl der Eid als

Ganzes nicht von den Pythagoräern formuliert wurde. Der Text ist ein nicht datiertes Dokument im Rahmen der Hippokratischen Schriftensammlung *(Corpus Hippocraticum)*. Vor der frühen römischen Kaiserzeit wird er in der antiken Literatur nicht erwähnt; der früheste Hinweis stammt von Scribonius Largus aus der Zeit kurz vor 50 n. Chr.

Die wesentlichen Bestandteile des Eides sind die Sorge für den Patienten und die Ablehnung zu hoher Risiken bei der Behandlung. Die Eidesformel ist eine beeindruckende Darstellung ärztlicher Ethik. Die moralischen Grundforderungen des hippokratischen Eides ließen ihn später auch für die Gläubigen der monotheistischen Religionen der Juden, Christen und Muslime als Maßstab gelten, wenn er auch nie zur juristischen Richtschnur wurde.

Man hat die Eidesformel immer automatisch unter dem Gesichtspunkt des Mannes gesehen. Im Text, so wie er uns vorliegt, wird allerdings nirgendwo gesagt, dass die Medizin ein Beruf sei, der Frauen verwehrt sein solle.

Die Mutter des Sokrates und die griechischen Hebammen

Wenn man die mythischen Kennerinnen von Drogen und Giften nach Art der Helena von Sparta beiseite lässt, dann erscheinen Frauen im weiten Feld der Medizin zuerst als Hebammen, bei den Griechen wie auch – wir dürfen es voraussetzen – seit Urzeiten. Die eigene Erfahrung der Geburt mit ihren Schmerzen und Risiken hat vermutlich schon in den Höhlen der Altsteinzeit, Jahrzehntausende vor den Griechen des Altertums, Frauen bewogen, anderen Frauen bei der Geburt zu helfen.

Im klassischen Athen war die Mutter des Philosophen Sokrates, eine Frau namens Phainarete, von Beruf Hebamme (*maia*). Sokrates kam um die Jahre 470 v. Chr. zur Welt und für diese Zeit und sicher auch für die Generationen davor dürfen wir den Hebammenberuf in Frauenhand annehmen. Der Name Phainarete wird in einigen Quellen auch als Mutter des Hippokrates von Kos genannt, der um 460 v. Chr. zur Welt kam. Von dieser Phainarete weiß man nichts Näheres. Der Sokratesschüler Platon erwähnt in seinem Dialog *Theaitetos* (bald nach 369 v. Chr.), dass Hebammen diesen Beruf ausüben sollten, wenn sie selbst einmal ein Kind geboren hatten und wenn sie jenseits des gebärfähigen Alters seien.

Sokrates spricht zu Theaitetos:

Überlege dir nur recht alles von den Hebammen, wie es um sie steht, so wirst Du leichter merken, was ich will. Denn du weißt doch wohl, dass keine, solange sie noch selbst empfängt und gebärt, andere entbindet, sondern nur, welche selbst nicht mehr fähig sind zu gebären, tun es. … Das soll, sagt man, von der Artemis herrühren, weil dieser, einer Nichtgebärenden, dennoch die Geburtshilfe zuteil wurde. Nun hat sie den Unfruchtbaren zwar nicht verleihen können, Geburtshelferinnen zu sein, weil die menschliche Natur zu schwach ist, um eine Kunst in Dingen zu erlangen, in denen sie ganz unerfahren ist. Wohl aber hat Artemis diese Gabe denen, die aus Altergründen nicht mehr gebären können, verliehen …

Im Folgenden beschreibt Sokrates ganz unbefangen Kenntnisse der Hebammen in Sachen Medikamente, Zaubersprüche und Abtreibungsmittel. Auch wenn der Text von Platon stammt und man kaum annehmen darf, hier Sokrates wörtlich zu hören, so dürfte die Herkunft Sokrates' aus einer Familie mit einer Hebamme als Mutter und einem Bildhauer als Vater hier ihre Spuren hinterlassen haben.

Hebammen mussten mit Ärzten (Abb. 4) zusammenarbeiten, wenn es Komplikationen gab. Logischerweise erweiterten die griechischen Hebammen ihr Wissen und so nannte sich die erste griechische Ärztin, die wir kennen, Phanostrate von Acharnai (Abb. 5), *maía kai iatròs*, Hebamme und Arzt. Auf der anderen Seite haben auch die berühmtesten Ärzte ihrer Zeit die Bedeutung der Hebammen gewürdigt: Der große Herophilos von Alexandrien schrieb ein Buch über den Hebammenberuf (*maiotikon*).

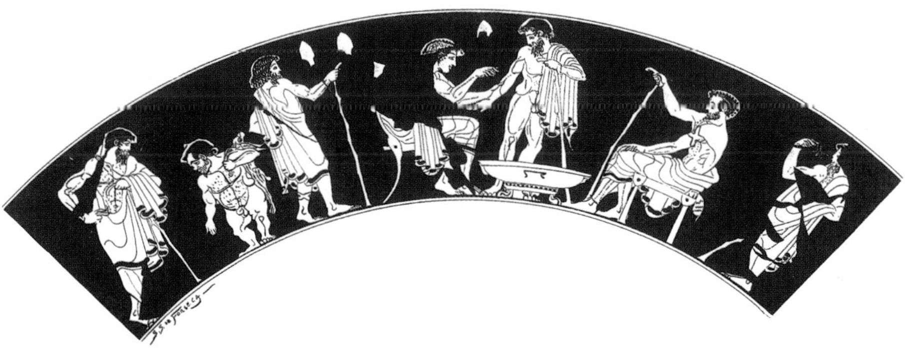

Abb. 4 Aderlass in einer Athener Straßenpraxis der Zeit um 480 v. Chr. Bemaltes Keramikgefäß (Aryballos Peytel). H. des Bildfeldes 6 cm. Paris, Louvre.

Der Beruf der Hebamme war im gesamten Altertum Aufgabe von Frauen. Die Bezeichnung *maia* (Mütterchen, mgl. *ma/meter*, Mutter) blieb auch im späteren griechischsprachigen Ostteil des Römischen Reiches in Gebrauch; lateinischsprachige Hebammen nannten sich *obstetrix*, die Frau, die sich um das im Weg Stehende, das Hindernis, kümmert (*obstare*: im Weg stehen). Die Hebamme blieb ein ständiger Frauenberuf im gesamten Altertum.

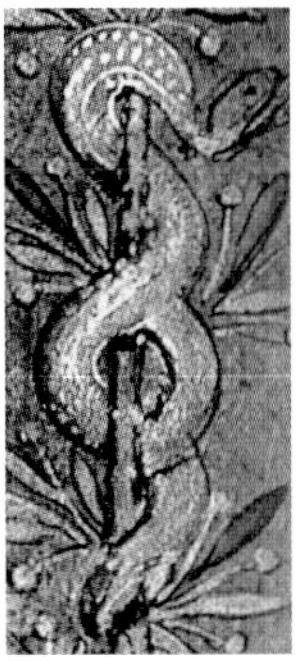

Der Durchbruch: Die ersten Ärztinnen der Welt in Griechenland

Das Medizinzentrum in Alexandrien

Mit Alexander dem Großen breitete sich griechische Herrschaft und griechisches Denken über den Ostmittelmeerraum und über Vorderasien aus. Das Zeitalter des Hellenismus begann, es umfasste die Jahrhunderte zwischen Alexander († 323 v. Chr.) und Augustus, dem ersten Kaiser Roms († 14 n. Chr.); geografisch umspannten die hellenistischen Länder einen für antike Verhältnisse riesigen Raum zwischen dem Mittelmeer und der indischen Westgrenze. Kulturell war es die Epoche einer gegenseitigen Durchdringung westlicher und östlicher Elemente.

Das 3. Jh. v. Chr. war eine für die Weltgeschichte entscheidende Periode der Blütezeit griechischer Wissenschaften. Die Griechen legten damals die Grundlagen unseres heute noch gültigen wissenschaftlichen Denkens. Eine der Folgen des Alexanderzuges war die neue Rolle des Griechischen als Weltsprache.

In den unendlich weiten Ländern zwischen dem Mittelmeer und Indien war Griechisch die erste Sprache. Das auf dem klassischen Griechisch Athens basierende internationale hellenistische Griechisch (*koiné:* die allgemein gültige Sprache) war die Geistesplattform der Gebildeten aller Welt. Es war das ideale Medium der Wissenschaft und es beherrschte auch die Wissenschaft der Ostprovinzen des Römischen Reiches. Das Imperium war von Anfang an zweisprachig, ein für ein Weltreich singuläres Phänomen.

Hundert Jahre nach dem Tod des Hippokrates entstand in der 331 v. Chr. gegründeten Alexanderstadt Alexandrien an der ägyptischen Mittelmeerküste ein Wissenschaftszentrum bisher unbekannten Zuschnittes, das Museion. Gegründet wurde dieses Institut von König Ptolemaios I. († 283/282 v. Chr.). Die nach Alexander in Ägypten regierenden Makedonenkönige waren die Nachkommen dieses ersten Königs Ptolemaios I., eines Generals Alexanders, der sich das von Alexander übernommene Ägypten als Herrschaftsbereich wählte. Die nach ihm benannte Ptolemäerdynastie regierte bis 30 v. Chr.; die letzte Ptolemäerkönigin Ägyptens war Kleopatra VII., die zusammen mit Marcus Antonius Rom unterlag und Selbstmord beging.

In den drei Jahrhunderten zwischen Alexander dem Großen und Kleopatra war das hellenistische ptolemäische Ägypten ein Land mit einer großen einheimischen Bevölkerung wie in den Zeiten der Pharaonen und einer neuen, griechisch-makedonischen Führungsschicht. Zahlreiche Künstler und Gelehrte aus der hellenistischen Welt, die alle Griechisch sprachen, wanderten nach Ägypten ein.

Der Begriff *museion* meint allgemein ein Musenheiligtum und entsprechend gab es im Altertum zahlreiche *museia*, Musenheiligtümer der verschiedensten Art. Anders als an den üblichen Kultplätzen der großen griechischen Götter waren diese Musenplätze variabel mit Musik und Tanz, mit Erziehung und geistiger Tätigkeit verbunden. In Alexandrien war das *museion* eine vom König finanzierte Institution, welche ein ganzes Spektrum von Wissenschaften umfasste. Das Ziel war umfassende Forschung. Hier erfolgten im 3. und 2. Jh. v. Chr. die entscheidenden geistigen Fortschritte in Astronomie und Medizin, Botanik und Zoologie, Philologie und Technik. Zentrum dieser Institution war die Bibliothek von Alexandrien, die größte der damaligen antiken Welt. Das *museion* mit seinen Sparten blieb auch erhalten, nachdem seit 30 v. Chr. Ägypten römische Provinz geworden war. Die römischen Kaiser förderten die Anlage bis in das 3. Jh. n. Chr. Dann verstummten die Nachrichten. Es lag im Zentrum Alexandriens, auf dem Palastareal oder in der Nähe.

Der medizinischen Forschung hatte das *museion* von Anfang an großen Raum geboten. Die beiden berühmtesten Namen dieses Sektors waren die Chirurgen Erasistratos und Herophilos. Erasistratos († um 245 v. Chr.) stammte von der Ägäisinsel Keos. Seine Schriften sind bis auf Fragmente verloren, in denen er sich sowohl mit Anatomie wie auch mit Physiologie und Pharmakologie beschäftigte. Sein zeitgleich lebender Kollege Herophilos stammte aus Chalkedon in Bithynien (Nordwestkleinasien). Auch von seinen Schriften kennt man nur Fragmente und Zitate; er konzentrierte sich auf Anatomie und Physiologie.

Das Altertum war sich nie über das System des menschlichen Blutkreislaufes klar geworden, aber zumindest über den Bau des Herzens erlangte man damals in Alexandrien erste Erkenntnisse: Eratistratos entdeckte die Konstruktion der Herzklappen. Auch konnte man bereits zwischen Kleinhirn und Großhirn unterscheiden und hatte eine Vorstellung vom Ursprung der Nerven im Gehirn. Diese Fortschritte waren nur möglich, weil den alexandrinischen Chirurgen die Obduktion von Leichen erlaubt wurde. Das war ein wesentlicher Fortschritt und zugleich ein Tabubruch mit griechischer Tradition. Vivisektionen an Tieren wurden bereits vorgenommen und angeblich sei es den Chirurgen Erasistratos und Herophilos sogar erlaubt gewesen, an zum Tode verurteilten Verbrechern Experimente am lebenden Leibe auszuführen. Der Bericht bei Celsus wird im Allgemeinen als glaubwürdig eingestuft. Es ist im Übrigen unwahrscheinlich, dass medizinische Operationen wirklich direkt auf dem Gelände des *museions* vorgenommen wurden. Wahrscheinlich hatten die beteiligten Ärzte ihre eigenen Stadtpraxen.

In der Zeit des Hellenismus vom 3. bis zum 1. Jh. v. Chr. hatte man sicher auch die Produktion chirurgischer Instrumente gesteigert und verfeinert. Leider kennen wir auf diesem Gebiet bisher keine archäologischen Funde.

Die erste greifbare Ärztin der Geschichte: Phanostrate von Acharnai

Nicht von ungefähr kennen wir die erste griechische Ärztin und damit auch die erste greifbare Ärztin der Geschichte aus dem beginnenden Hellenismus des späten 4. Jh. v. Chr., eben aus den letzten Jahren Alexanders und den ersten Jahren seiner Nachfolger. In dem kleinen Ort Acharnai bei Athen fand man die Grabinschrift der Ärztin und Hebamme Phanostrate (Abb. 5).

Das Relieffeld des von den Dimensionen her bescheidenen Grabmals zeigt zwei Frauen, die sich die Hände reichen. Die eine der beiden sitzt auf einem Sessel mit geschwungenen Beinen und Lehne. Zwei Kinder verschiedenen Alters erscheinen

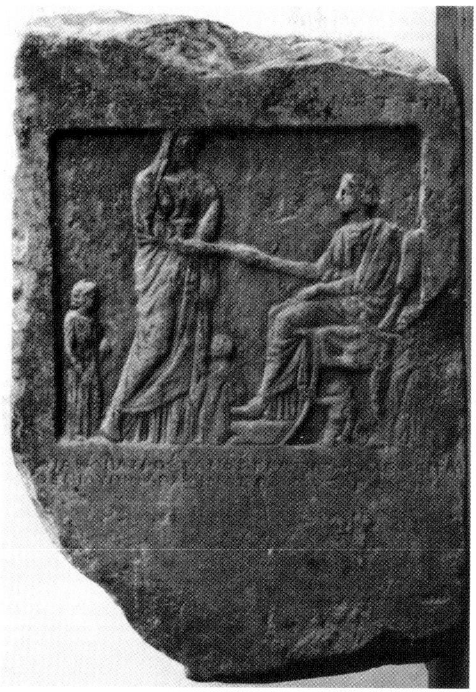

Abb. 5 Die erste nachweisbare Ärztin der Geschichte: Grabrelief mit Inschrift der Ärztin und Hebamme Phanostrate. Aus Acharnai (Menidi) bei Athen. Marmor. H. 62 cm. Spätes 4. Jh.v. Chr. Athen, Nationalmuseum (Epigraphisches Museum).

zu Füßen der stehenden Frau, ein Kleinkind sitzt unter dem Sessel der Sitzenden auf einem Nachttopf. Beide Frauen sind ganz bekleidet. Es ist eine Familienszene ohne erkennbare berufliche Elemente.

Vier Inschriften verteilen sich auf das bescheidene Grabmal und geben die entscheidenden Hinweise. Über dem Kopf der Sitzenden steht Phanostrate, über der Stehenden Antiphíle. Das kann man kaum anders erklären, als dass es sich um die Namen der beiden Frauen handelt. Weiter oben, immer noch über der Stehenden, wird der Name Phanostrate als Überschrift des Grabsteins wiederholt:

Phanos[trate]
Me[litéos].

Damit geben bereits die über dem Bildfeld stehenden Inschriften den Hinweis auf Phanostrate als Hauptperson des Ganzen. Die Versinschrift in Form zweier Hexameter unter dem Bildfeld bestätigt dies:

Phanostrate, Hebamme und Arzt, liegt hier begraben.
Niemandem hat sie Leid gebracht, alle betrauern ihren Tod.

Phanostrate erscheint als Hauptperson inschriftlich dreimal, wobei ihre medizinische Profession mit den Bezeichnungen Hebamme (*maia*) und Ärztin (*iatrós*) beschrieben wird. Für den Arztberuf der Frauen gab es noch kein feminines Wort, deshalb hier das männliche *iatros*.

Da Phanostrate zugleich als *maia* (Hebamme) bezeichnet wird, ist ihre Spezialisierung auf Geburtshilfe und Frauenkrankheiten anzunehmen.

Phanostrate wurde zwar in Acharnai, einem kleinen Flecken nordöstlich von Athen, begraben, doch ist auch nicht auszuschließen, dass sie ihren Beruf in Athen ausübte.

Geschäftsfähigkeit und Rechtsstellung der griechischen Frau

Jede Diskussion von Frauenberufen muss auf der Basis der aktuellen Rechtslage stattfinden. Im klassischen Athen waren die Frauen kein Teil der aktiven politischen Szene, ebenso wenig wie die Sklaven und die in Athen ansässigen Fremden. Politische Entscheidungsträger waren die männlichen Vollbürger. Athen war eine sozial selektive Demokratie.

Die Welt der Frau war die Hausgemeinschaft (*oikos*) und der Zweck der Ehe war die Zeugung gesunder, legitimer Kinder. Wirtschaftlich war die Frau auf die häusliche Produktion konzentriert; vor allem das Spinnen und Weben war Frauenarbeit. Im klassischen Athen gab es kein Textilgewerbe. Stoffe produzierte man im Hause, Luxusstoffe waren Importware aus dem Orient. Auch die tägliche Lebensmittelversorgung hing sehr stark an den Frauen.

Man hat eine weitgehende Bindung der Frau an die Arbeit innerhalb des Hauses erwogen. Doch gab es Tätigkeiten, beispielsweise auf den Bauernhöfen und bei der Versorgung des athenischen Marktes mit Lebensmitteln, welche eine freie Bewegung der Frauen voraussetzte. Ganz sicher musste sich eine Ärztin und Hebamme wie Phanostrate frei bewegen können. Die Griechen legten höchsten Wert darauf, dass die Geburt ihrer Kinder einwandfrei verlief und dass ihre Kinder auch von ihnen stammten. Die Sorge, man könne ihnen Kinder unterschieben, war sogar ein Komödienthema. Die hochschwangere Frau begab sich also nicht zur Hebamme, wo man manches hätte manipulieren können, sondern die Geburtshelferin kam ins Haus. Das muss nicht heißen, dass eine Ärztin wie Phanostrate andere Patienten nicht bei sich zu Hause empfing.

Die rechtliche Stellung der griechischen Frau war sehr begrenzt. Öffentliche Ämter beschränkten sich auf die Priesterschaft einiger Gottheiten. Die griechische Frau war keine Rechtsperson, sie war juristisch nicht handlungsfähig, konnte also beispielsweise nicht erben und ihr Vermögen selbst verwalten. Für ein Gewerbe brauchte sie die Zustimmung des Ehemannes oder des Vormundes (*kýrios*). Es lohnt sich, dass wir uns daran erinnern: Noch bis zum Sommer 1977 brauchten in der Bundesrepublik Deutschland Ehefrauen die Zustimmung des Ehemannes, wenn sie eine Erwerbstätigkeit beginnen wollten.

Die Frau im klassischen Athen besaß auch kein eigenes Bürgerrecht, da sie in keine Bürgerlisten eingetragen war, sondern definierte sich in ihrem Status als legitime Ehefrau eines Bürgers und Mutter legitimer Kinder. Allerdings sind auch hier die Nuancen zu beachten. So war es griechischen Ehepaaren in Athen erlaubt, sich scheiden zu lassen: Der Mann konnte dies ohne große Formalitäten aus eigenem Entschluss tun; die Ehefrau musste ihren Scheidungswunsch bei den Behörden, dem *Archon epónymos,* anmelden.

Man kann sich angesichts solcher Restriktionen fragen, für welche Familie Phanostrate arbeitete oder ob sie ihren Verdienst einem Ehemann oder einem Vormund abzuliefern hatte. Andererseits lässt die Inschrift Phanostrates schon ein gewisses Selbstbewusstsein erkennen, wobei jeder Zeitgenosse ihre soziale Stellung kannte, diese also nicht noch einmal ausdrücklich wiederholt werden musste.

Die legendäre Ärztin Hagnodike

Mehr als zweihundert Jahre nach dem Auftreten der ersten Ärztinnen in Griechenland und dem griechischen Osten lebte in Rom ein ehemaliger griechischer Sklave namens Hygeinos, der als Freigelassener des Augustus den Namen Caius Iulius Hyginus trug. Er stammte vielleicht aus Alexandrien in Ägypten. Hyginus publizierte sehr viel über diverse Themen. Seine Bücher umfassten philologische Kommentare, darunter solche zu Vergil, ferner historische Abhandlungen über troianische Familien oder über Städte Italiens, Fragen der Religion und eine Biografiensammlung berühmter Männer. Besonders geschätzt waren die landwirtschaftlichen Schriften des Hyginus. Eines seiner Werke waren die *Genealogiae* (oder *Fabulae*) mit der Darstellung göttlicher Familienzusammenhänge, mit Stammbäumen von Göttern und Heroen und mit einer Sammlung mythologischer und anderer Geschichten.

Hyginus war seit 28 v. Chr. Präfekt der von Augustus eingerichteten Bibliothek auf dem Palatin, er war damit Chef einer Institution, die man als Nachfolgerin der großen Bibliotheken Alexandriens und Pergamons ansehen durfte. In den *Fabulae* (an einer Stelle, wo es darum geht, *quis quid invenerit,* wer was erfand) erzählt Hyginus die Geschichte von der Athenerin Hagnodike:

Die Alten hatten keine Hebammen, weshalb Frauen oft aus Schamhaftigkeit im Kindbett starben. Die Athener hatten nämlich darauf geachtet, dass weder eine Frau noch ein Sklave Arzt werden konnte. Ein junges Mädchen namens Hagnodike wollte aber schon als Jungfrau gerne die Kunst der Medizin erlernen. Wegen dieses Wunsches schnitt sie sich das Haar kurz, zog Männerkleider an und ging als Schülerin zu einem Arzt namens Herophilos. Nachdem sie Medizin studiert hatte, ging sie zu Frauen, von denen sie hörte, dass sie Unterleibsprobleme hatten. Und wenn eine Frau ihr nicht trauen wollte, weil sie ein Mann zu sein schien, hob Hagnodike ihr Hemd auf, zeigte der Patientin, dass sie eine Frau war, und behandelte sie.

Die Episode der fiktiven Hagnodike – sie erscheint in der modernen Literatur manchmal auch als Agnodike – ist aus mehreren Gründen für die Geschichte der antiken weiblichen wie männlichen Ärzteschaft bemerkenswert, obwohl oder weil sie auch eine Reihe von Fehlern enthält. Dass die Alten, und Hyginus meint offensichtlich die Athener oder die Griechen allgemein, keine Hebammen kannten *(obstetrices non habuerunt)*, ist für einen angeblich Universalwissenden wie Hyginus ein schwerer Fehler, denn er hätte nur Platons Dialog *Theaitetos* lesen müssen, um das Gegenteil zu erfahren. Richtig ist wiederum, dass die Griechen keine Sklaven als Ärzte haben wollten – die Römer später durchaus, weshalb der Unterschied auffiel. Dass es den Frauen in Athen verboten war, Ärztin zu werden, ist nach unseren Kenntnissen falsch, richtig ist dabei nur der Hintergrund, dass die griechische Frau in starker Abhängigkeit leben musste; aber Hyginus brauchte diese Prämisse, um seine Geschichte spannend zu machen. Mit einem gewissen Herophilos ist ganz sicher der große Arzt in Alexandrien gemeint, Hagnodikes fiktive Karriere fand also im frühen Hellenismus des 3. Jh. v. Chr. statt. Es ist obsolet, darüber nachzudenken, ob Hagnodike nach Alexandrien fuhr (was für ein ehrbares junges athenisches Mädchen schon aus Familiengründen unmöglich war) oder ob sich Herophilos zeitweilig in Athen aufhielt (was möglich war, was aber nur aufgrund dieser Fabel nicht als sicher gelten sollte).

Ärztinnen waren im Rom der frühen Kaiserzeit eine bekannte Erscheinung. Hyginus versuchte deshalb, mit seiner Geschichte hierfür einen Ausgangspunkt zu beschreiben. Ferner war das Buch des berühmten Herophilos über die Hebammenkunst eine weitere Tatsache, die ein leitender Bibliothekar in Rom durchaus wissen durfte. Außerdem begegnet uns die Scheu von Frauen, sich von einem Mann untersuchen zu lassen, noch im Rom des 2. Jh. n. Chr.: Galen behandelte eine Römerin aus vornehmer Familie, die wegen eines Frauenleidens vorher vergeblich eine Hebamme konsultiert hatte. Die von Hyginus konstruierte Schamhaftigkeit griechischer Frauen ist deshalb vielleicht auch ein Reflex von aktuellen Erfahrungen in Rom. Und im Umkehrschluss verrät die Hagnodikegeschichte, dass der Erfolg von Ärztinnen im Altertum auch mit dem Wunsch vieler Frauen zusammenhängen dürfte, sich lieber von Frauen als von Männern untersuchen zu lassen – vor allem in gynäkologischen Dingen.

Musa von Byzantion und Antiochis von Tlos: Zwei griechische Ärztinnen des 2. bis 1. Jh. v. Chr.

Mit dem Begriff des späten Hellenismus, der Zeit des 2. Jh. bis zur Mitte des 1. Jh. v. Chr., bezeichnet man von Rom aus gesehen eine Epoche, in welcher der griechisch geprägte und griechisch sprechende Ostmittelmeerraum von Rom abhängig wurde. Die Städte, Bünde und Königreiche des Ostens wurden von Rom entweder als Provinzen annektiert oder in politischer Abhängigkeit gehalten. Aus jenen Jahren stammen zwei Zeugnisse für die großen Fortschritte der Frauen auf dem Gebiet der ärztlichen Tätigkeit.

In den Jahren um 100 v. Chr. starb in Byzantion am Bosporus (dem heutigen Istanbul) eine Ärztin, Musa, die Tochter des Agathokles. Es war jene Zeit, als Rom 133 v. Chr. das Reich Pergamon in Nordwestkleinasien übernommen und zur römischen Provinz Asia gemacht hatte. In die Lebenszeit Musas fielen dramatische Ereignisse wie die für Rom fast verhängnisvollen Kriege gegen die germanischen Kimbern und Teutonen im Norden und gegen die Numider in Nordafrika.

Das Grabmal Musas ist bescheiden (Abb. 6), wie es dem Brauch im Hellenismus entspricht. Athen hatte im Jahr 317 v. Chr. ein Gesetz gegen den Grabluxus erlassen, was das Ende der in unseren Augen glänzenden Rolle der großformatigen attischen Grabreliefkunst war. Athens Vorgehen entsprach dem Zeitgeist. Die privaten Grabsteine im folgenden Hellenismus vom Ende des 4. Jhs. v. Chr. an waren in den Dimensionen überall bescheidener, nicht nur im griechischen Mutterland. Man stellte Musa auf ihrem Grabmal als würdig angezogene Dame dar, mit einer Dienerin und mit zwei Hunden, die zu ihr aufschauen. Diese lakonische Bildgestaltung verrät aber einiges: Musa hatte eine Dienerin, war also beruflich erfolgreich und sozial geachtet; und die beiden Hündchen gehörten nicht nur zum Gefolge einer Dame, sondern waren für jeden antiken Betrachter auch eine Anspielung auf den Hund als Begleittier des Asklepios. An der Kolossalfigur des Gottes im Tempel von Epidauros zeigen sich die große Schlange, aber auch ein Hund, der unter dem Thron liegt. Ein kleines Hündchen konnte seine Herrin auch in das Grab begleiten. Unter den verbrannten Resten des Grabes einer Ärztin aus Heidelberg-Neuenheim (Abb. 32) konnte man ein zierliches Hündchen identifizieren. Die lakonische Grabinschrift oben lautet:

Moûsa Agathokléous
iatreíne.

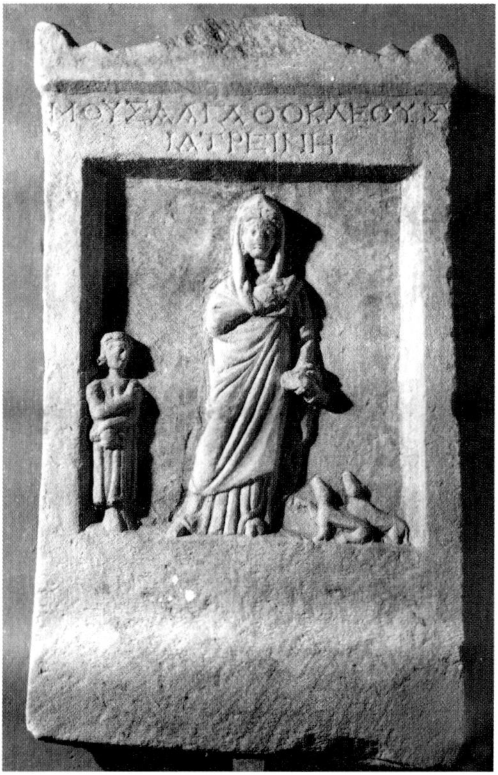

Abb. 6 Grabrelief mit Inschrift der Ärztin Musa. Aus Byzantion (dem heutigen Istanbul). Marmor. H. 57 cm. Um 100 v. Chr. Istanbul, Antikenmuseum.

Musa, Tochter des Agathokles, Ärztin.

Diese wenigen Worte der Grabinschrift enthüllen eine wichtige Sprachentwicklung: Sie nennt sich *iatreíne* (Ärztin). Noch 200 Jahre früher hatte man die Ärztin Phanostrate (Abb. 5) mit der männlichen Form *iatrós* (Arzt) benannt, weil die Femininform noch unbekannt war. Die Folgerungen liegen auf der Hand: Ärztinnen waren in der griechischen Welt inzwischen offensichtlich eine geläufige Erscheinung geworden. Die wenigen Zeugnisse, die wir noch besitzen, dürfen uns nicht täuschen: Wegen einer Handvoll Ärztinnen ändert sich keine Sprache; es muss viel mehr Beispiele gegeben haben, denn es gab im Altertum weder eine feministische Gleichstellungsströmung noch Tendenzen, aus theoretischen gesellschaftlichen Überlegungen die Sprache bewusst zu ändern.

Der Name Musa mit dem Zitat der schützenden Göttin der Geisteswelt dürfte im Laufe des Lebens angenommen worden sein, nachdem feststand, dass die Tochter des Agathokles Ärztin werden konnte. Als Geburtsname wäre er ein großer, wenn auch passender Zufall gewesen. Namenswechsel im Laufe des Lebens waren möglich. Etliche Ärzte trugen einen Namen, der mit ihrem Beruf zusammenhing, und man wird in solchen Fällen von einer nachträglichen Namensänderung ausgehen.

In der Landschaft Lykien in Südwestkleinasien war die Stadt Tlos eine der größten Gemeinden. In dieser Stadt erklärten Rat und Volk in einem gemeinsamen Beschluss, dass die Ärztin Antiochis, Tochter des Diodotos, auf eigene Kosten eine Ehrenstatue errichten dürfe. Öffentliche Porträtstatuen aus Bronze oder Marmor gehörten zu den größten Ehren in der griechischen und römischen Welt. In diesen Kreis der Politiker, Dichter und Olympiasieger stieg hier im frühen 1. Jh. v. Chr. zum ersten Mal eine Ärztin auf. Das Grabrelief der Musa aus Byzantion war angemessen, aber bescheiden. Mit einer öffentlich aufgestellten Ehrenstatue betrat in Tlos zum ersten Mal eine Ärztin das Feld wahrlich prominenter Bürger.

Die Inschrift der Statue ist erhalten, die Statue selbst leider nicht (Abb. 7):

Antiochis, Tochter des Diodotos, hat sich mit Erlaubnis und auf Grund eines ehrenvollen Zeugnisses des Rates und der Bürger von Tlos diese Ehrenstatue errichten lassen.

Antiochis ist aber auch aus der ärztlichen antiken Literatur bekannt. Noch über 200 Jahre später erwähnt Galenos heilende Umschläge dieser Ärztin gegen Milzschmerzen, Wassersucht, Ischias und Rheumatismus; man erinnerte sich dabei auch an eine andere Ärztin dieser Zeit, Favilla (oder Fabulla) aus Libyen (Nordafrika), welche diese Arzneien auch anwandte. Antiochis hat anscheinend ihren Erfolg in erster Linie ihren Arzneimittelkenntnissen verdankt. Ein Arzt ihrer Zeit, Herakleides aus Tarent in Süditalien, widmete ihr eine pharmakologische Schrift (*Ad Antiochida*).

Antiochis stammte aus einer Arztfamilie; ihr Vater Diodotos wurde als Arzt genannt. Sie hat sich ihren Ruf aber nicht in Kleinasien, sondern im Zentrum der Welt erworben, im Rom der späten Republik vor 50 v. Chr., also im Rom Sullas, Ciceros und Caesars. Damit erlebte sie eine blutige Epoche, mit Aufstieg und Fall des

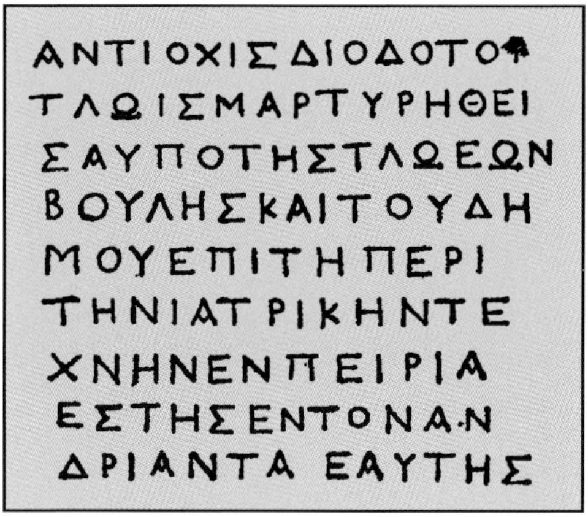
ΑΝΤΙΟΧΙΣΔΙΟΔΟΤΟΥ
ΤΛΩΙΣΜΑΡΤΥΡΗΘΕΙ
ΣΑΥΠΟΤΗΣΤΛΩΕΩΝ
ΒΟΥΛΗΣΚΑΙΤΟΥΔΗ
ΜΟΥΕΠΙΤΗΠΕΡΙ
ΤΗΝΙΑΤΡΙΚΗΝΤΕ
ΧΝΗΝΕΝΠΕΙΡΙΑ
ΕΣΤΗΣΕΝΤΟΝΑΝ
ΔΡΙΑΝΤΑ ΕΑΥΤΗΣ

Abb. 7 Inschrift der Ehrenstatue für die Ärztin Antiochis aus Tlos, Kleinasien. Kalkstein. H. 83 cm. Buchstabenhöhe 3 cm. Erste Hälfte des 1. Jhs. v. Chr.

Marius, der Diktatur Sullas, Bürgerkriegen, Bundesgenossenkämpfen, Sklavenkriegen und dem Spartacusaufstand – man kann auch sagen, es war für Ärzte eine hervorragende Epoche, um reich zu werden.

Dreihundert Jahre nach dem Tod des Hippokrates waren Ärztinnen bereits so erfolgreich geworden, dass sie Ehrenstatuen bekommen konnten und dass sich ihretwegen die Sprache der weiblichen Form anpasste.

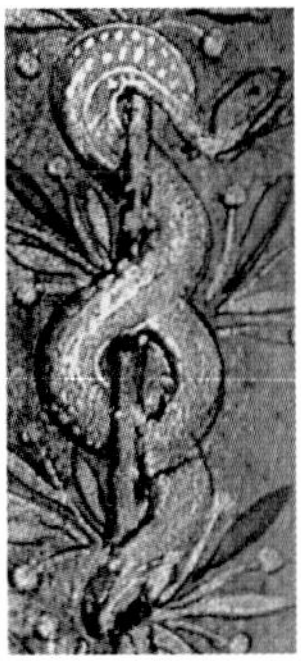

Roms Ärztestand und die ersten Ärztinnen in Rom

Der römische Ständestaat – die Medizin in Roms Frühzeit

Rom war ein Ständestaat, in dem die dünne Adelsschicht der Senatoren die Politik bestimmte. Für den nichtadeligen Menschen war es zuerst wichtig, den Status eines römischen Bürgers zu erhalten und zu bewahren. Vom politischen Einfluss her war jedoch ein römischer Bürger nicht automatisch wegen des Bürgerrechts wichtig; wer eine politische Karriere machen wollte, musste versuchen, in die Adelsschichten (die *ordines honestiores*) aufzusteigen. Der städtische Verwaltungsadel (*decuriones*), der Ritterstand (*ordo equester*) und darüber der Senatorenstand (*ordo senatorius*) bestimmten die Geschicke des Reiches und dies war zusammengenommen eine dünne Oberschicht von kaum mehr als schätzungsweise 1 % der Reichsbevölkerung. In der zweiten Hälfte des 1. Jh. n. Chr. schätzt man die Bevölkerungszahl des Römischen Reiches auf 50 bis höchstens 80 Millionen. Die Zahl von 600 Senatorenfamilien gibt eine Vorstellung davon, wie wenige Menschen die Politik des Riesenreiches bestimmten. Die Unterklassen (*ordines humiliores*), ob römische Bürger, Freigelassene oder Sklaven, gehörten zur politisch passiven Masse der Bevölkerung.

In Rom trat der Ärztestand erst sehr spät auf den Plan. In Griechenland sprach Homer schon im 8. Jh. v. Chr. von Ärzten; um 500 v. Chr. finden sich die ersten Arztgräber, Arztnamen und Bildzeugnisse (Abb. 4); in den Jahren vor 300 v. Chr. lebte bei Athen die erste Ärztin (Abb. 5). Unvorstellbar für griechische Verhältnisse waren die Zustände in Rom, welches in denselben Jahrhunderten zuerst in Italien, dann im Mittelmeergebiet zur ersten Macht aufstieg – und wo es bis zum Jahre 219 v. Chr. keinen einzigen Arzt gegeben hatte. Dann wagte sich ein Grieche namens Agatharchos nach Rom, der sich aber bald einen schlechten Ruf als Schlächter (*carnifex*) einhandelte. Es dauerte weitere hundert Jahre, bis sich gegen 120 v. Chr. wieder ein griechischer Arzt in Rom niederließ, der aus Prusa in Nordwestkleinasien stammende Asklepiades. Er war es, der wirklich die griechische Medizin nach Rom brachte, in einen Staat, der damals die Mittelmeerwelt beherrschte.

Bis dahin hatte man sich in der Großmacht Rom nach alter Bauernart mit der Hausmedizin (*medicina domestica*) beholfen. Der Hausherr sammelte Kenntnisse über die Heilmittel der Natur, über die Wirkung pflanzlicher, tierischer und mineralischer Stoffe und wir können davon ausgehen, dass sich an dieser Arbeit auch die Ehefrau und andere Frauen der Familie beteiligen konnten. Grundlage war eine gesunde und einfache Ernährung. Grob gesprochen war die altrömische Hausmedizin eine durchaus sinnvolle Basis für ein gesundes Leben, wenn sie auch bei der ersten akuten Infektion oder einer schweren Verletzung kein Mittel mehr bot.

Die Vernachlässigung der Ärzteschaft von Profession hatte ihren Grund in dem Misstrauen, das manche Römer den Griechen des Ostens entgegenbrachten. Der Ältere Cato, der Zensor († 149 v. Chr.), unterstellte den griechischen Ärzten, sie wollten alle Barbaren, also alle Nichtgriechen, umbringen und damit auch die Römer, welche sie frecherweise auch als Barbaren bezeichneten. Er betrachtete die Griechen als ein zutiefst verkommenes und nicht zu besserndes Volk, dessen Städte wie Athen man sich zwar anschauen könne und deren Schriften man auch lesen solle, jedoch ohne sie sich anzueignen: Plinius, der diese Gedanken zitiert, war ebenfalls ein erklärter Anhänger jener Richtung, welche die Kenntnisse von Medikamenten den Konsultationen der Ärzte vorzuziehen empfahl. Unter den Rezepten Catos finden sich vernünftige Ansätze neben Aberglauben und Beschwörungsformeln.

Plinius kam 79 n. Chr. beim Vesuvausbruch in der Nähe Pompejis um und genau aus den Ausgrabungsbefunden Pompejis haben die Archäologen eine sehr dichte medizinische Präsenz von etwa einem Arzt auf 500 Menschen berechnen können (s. u. Kap. Römische Ärztinnen und das römische Gesundheitssystem). Die Menschen der frühen Kaiserzeit teilten anscheinend weder Catos noch Plinius' Abneigung gegen die aus Griechenland kommende Schulmedizin.

Der Arztberuf bei den Römern

Im Laufe des 1. Jh. v. Chr. fasste die griechische Medizin in Rom Fuß. Man darf aber nicht übersehen, dass dieser Beruf nicht nur für die Oberschichten Roms eine Tätigkeit war, die zu erlernen es sich von vornherein verbot. Auch die normalen römischen Bürger der Zeit Ciceros hätten noch nicht daran gedacht, den Arztberuf zu ergreifen. Der Arzt war ein spezieller Handwerksberuf; Arzt zu werden war etwas für Fremde, für Sklaven und für Freigelassene. Oft trafen alle drei Kategorien in einer Person zusammen. Viele Griechen wurden als Sklaven verkauft, die Ärzte unter ihnen kamen als fremde Sklaven nach Rom, durften dort ihren Beruf ausüben und wurden daher oft von ihren Besitzern freigelassen: Die älteste Nachricht über eine ärztliche Gemeinschaftspraxis berichtet von zwei ehemaligen Sklaven eines gewissen Caius Naevius, namens Philippus und Clara, die sich als Freigelassene und als Arztehepaar in Rom zur Zeit Caesars niederließen (Abb. 11). Auch die aus Tlos in Kleinasien bekannte Ärztin Antiochis (Abb. 7) hatte ihren Wohlstand vermutlich in Rom erworben, bevor sie als erfolgreiche Frau wieder in ihre Heimat zurückkehrte.

Trotz aller Schranken des römischen Ständestaates spürte man natürlich die Notwendigkeit einer guten ärztlichen Versorgung am eigenen Leibe. Und endlich, als die Republik am Ende zu sein schien und als die Kaiserzeit allmählich heraufdämmerte, integrierte man die fremde Ärzteschaft. Der große Iulius Caesar war wie auf so vielen Gebieten auch hier der erste, der klar in die Zukunft sah. Er verlieh den nach Rom gekommenen griechischen Ärzten 46 v. Chr. das Bürgerrecht, um in Italien eine medizinische Grundversorgung zu garantieren. Im *Codex Iustiniani* aus dem Jahr 534 wird für die 600 Jahre zurückliegende Zeit Caesars notiert, dass dieser mit seiner Förderung „*medici utriusque sexus*" erreichen wollte, Ärzte beiderlei Geschlechts zu unterstützen, was die Existenz von Ärztinnen voraussetzte.

Kaiser Augustus (31 v. Chr. – 14 n. Chr.) erweiterte diese Fürsorge und gewährte den Ärzten Steuerfreiheit, ein Privileg, welches 70 Jahre später von Kaiser Vespasian (69–79) erneuert wurde. Vespasian gestattete den Ärzten auch die Bildung von Berufsvereinen (*collegia*), in denen man auch erste Institutionen der gemeinsamen Fortbildung sehen kann. Kaiser Hadrian (117–138) und Antoninus Pius (138–161) befreiten die Ärzte zusammen mit einigen anderen Berufsgruppen von der Verpflichtung zu gewissen öffentlichen Diensten, welche kostspielig und zeitraubend waren (beispielsweise vom Einquartierungszwang oder vom Richteramt). Bei all diesen Förderungsmaßnahmen werden Ärztinnen zwar nie erwähnt, das Ganze kam aber auch jenen Frauen zugute, die sich in der Medizin betätigten.

Ansätze für öffentliche ärztliche Ausbildungsstätten fanden sich in Rom bei Kaiser Severus Alexander (222–235), der Staatsgelder für Ausbildungsvorträge von Ärzten in öffentlichen Hörsälen bereitstellte. Aus solchen Anfängen hätten Medizinhochschulen entstehen können, was aber durch die umfassende Reichskrise des 3. Jh. n. Chr. und der Spätantike samt der Völkerwanderungszeit verhindert wurde. Für die Frauen jener Zeit war diese Entwicklung vermutlich sogar günstig, denn man kann sich vorstellen, dass in solchen Medizinhochschulen unter Umständen wieder nur Männer zugelassen worden wären. Im *museion* in Alexandrien im 3. Jh. v. Chr. hören wir von medizinischen Grundlagenforschungen der Ärzte Herophilos und Erasistratos; Frauen gab es am *museion* aber nicht. Entsprechend sind auch unter den angestellten römischen Gemeindeärzten (*archiatri*) mit einer einzigen Ausnahme in der Spätantike keine Frauen zu finden.

Ärzte und damit auch Ärztinnen waren entweder freie Unternehmer oder standen in einem Abhängigkeitsverhältnis unterschiedlicher Art. Schon im Hellenismus entstand der Begriff des *archiatros*, des Oberarztes oder Stadtarztes (daraus ist das deutsche Lehnwort Arzt entstanden). In jenen Zeiten meinte man damit einen Hofarzt der hellenistischen Monarchien im Ostmittelmeerraum, aber auch einen vom König finanzierten Arzt für die Öffentlichkeit. Die Römer übernahmen das griechische Fremdwort: Als *archiater* galten Xenophon von Kos, der Leibarzt des Kaisers Claudius (41–54), sowie Andromachos, der Leibarzt Neros, und nach ihnen behielt man den Begriff für kaiserliche Leibärzte bei. Städte des griechischen Ostens im Römischen Reich engagierten *archiatroi* als angestellte Stadtärzte. In der Hauptstadt sind öffentlich angestellte Ärzte seit Kaiser Severus Alexander (222–235) bekannt. In der Spätantike war seit 368 ein *archiater* für jede der 14 Regionen (Stadtbezirke) Roms zuständig.

In den spätantiken juristischen Corpora wie den *Digesten*, dem *Codex Iustiniani* und anderen werden Ärzte häufig, Ärztinnen an einigen Stellen erwähnt. Das römische Recht konnte Ärzte wie Ärztinnen belangen, natürlich bei Mord, aber auch bei Verletzungen und bei fahrlässiger Tötung.

Wie schnell sich die Römer den Entwicklungen anpassen konnten, zeigt am besten Augustus' Militärreform. Aus den blutigen Bürgerkriegen, die hundert Jahre lang die späte Republik gelähmt hatten, zog der erste Alleinherrscher, Augustus, die Konsequenz: Statt immer wieder auszuhebender Truppen schuf man eine Berufsarmee, die dem Kaiser persönlich unterstellt war und die damit dem Herrscher einen überwältigenden Machtapparat zur Verfügung stellte. Mehr als eine Viertelmillion Mann standen in 30 Legionen, mehreren Flotten und zahlreichen Hilfstruppen permanent unter Waffen.

Aus zeitweilig zum Kriegsdienst eingezogenen Bürgern waren Berufssoldaten geworden. Augustus und seine Berater zogen eine weitere Konsequenz aus der Situation: Sie versorgten die Soldaten, die ja bestens ausgebildete Spezialisten waren, mit der notwendigen medizinischen Hilfe. Der erste professionelle Militärsanitätsdienst der Geschichte war geboren. Jede Legion hatte mehrere eigene Ärzte, jede Hilfstruppenkohorte mindestens einen. Im Durchschnitt kam ein Arzt auf 500 Soldaten. Die Militärärzte waren nicht in einem Sanitätskorps zusammengefasst, sondern über die Truppe verteilt; sie unterstanden den jeweiligen Kommandeuren.

An der Front hat man verwundete Soldaten auf Verbandsplätzen provisorisch behandelt. Wann immer es freilich möglich war, hat man die Verwundeten in den Lazaretten versorgt. Fast jedes Kohortenkastell der Hilfstruppen (Sollstärke 480 Mann) hatte ein solches *valetudinarium* (Krankenhaus). Die Legionen mit ihrer

Sollstärke von 6.000 Mann verfügten über ein überlegt entworfenes großes Lazarett, welches nach dem Prinzip des Korridorbaues konstruiert war. Das römische Militärkrankenhaus war eine außerordentlich fortschrittliche Einrichtung. Für die Versorgung der Zivilbevölkerung hatte man hingegen keinen Krankenhausbautypus entwickelt.

Antike Autoren – Schulen und Richtungen

Medizingeschichte des Altertums ist zum größten Teil immer noch Geschichte und Erklärung der erhaltenen Texte. Von Hippokrates im 4. Jh. v. Chr. bis zu Paulos von Aegina im byzantinischen Reich des 7. Jh. überlieferte ein Jahrtausend wissenschaftlicher und publizistischer Tätigkeit ein reiches Bild der antiken medizinischen Kenntnisse. Die Mehrzahl dieser Autoren schrieb auf Griechisch, war das Römische Reich doch ein Unikum der Geschichte, ein zweisprachiges, lateinisch-griechisches Imperium: In griechischer Sprache sind alle Schriften des Hippokrates und seiner Nachfolger, des Herophilos und Erasistratos vom *museion* in Alexandrien, des Rufus von Ephesos, des Soranos von Ephesos und des Galenos von Pergamon erschienen. Das Kompendium des Arztes Galenos, der bis um 210 lebte, war gleichsam die Zusammenfassung der antiken Kenntnisse und diente bis weit in das Mittelalter als Grundlagenwerk.

Unter den lateinischen Schriftstellern ist die *Enzyclopädie* des Aulus Cornelius Celsus bemerkenswert. Celsus schrieb zur Zeit des Kaisers Tiberius (14–37) ein Sammelwerk über Landwirtschaft, Medizin, Militärwesen, Rhetorik, Rechtswissenschaft und Philosophie. Er war kein Arzt und dennoch sind die acht Bücher über die Medizin (die einzigen erhaltenen Teile seiner Enzyklopädie) eine wichtige Quelle.

Viele Bücher des Altertums waren bebildert. Diese illustrierten Bände sind unschätzbare Zeugnisse antiker Wissenschaft. Ein Arzt namens Dioskurides aus Kilikien (Südostkleinasien) verfasste im 1. Jh. n. Chr. eine umfassende Arzneikunde. Die Illustrationen einer Prachtausgabe von 512 sind so gut, dass man das Buch heute noch als Leitfaden gebrauchen könnte.

Zu den wertvollen antiken Informationsquellen über den Alltag zählen die in Ägypten gefundenen Papyri; es sind Abertausende, zumeist handelt es sich allerdings nur um Fragmente. An einigen Stellen werden auch Ärztinnen *(iatrínai)* erwähnt, ohne dass man den Eindruck bekommt, der Schreiber fasste dies als etwas Besonderes auf. Mehrfach werden im kaiserzeitlichen und frühbyzantinischen Ägypten Spitäler genannt, allgemeine sowie auch besondere für Arme, Alte, Frauen, Kinder und Leprakranke.

Vom Leben des Hippokrates von der Insel Kos, dem Begründer der Medizin als Wissenschaft, weiß man wenig. Seine Erkenntnisse verschwinden auch etwas in der Menge der unter seinem Namen laufenden *Hippokratischen Schriften* (58 Abhandlungen in 73 Büchern), dem *Corpus Hippocraticum,* von dem nur ein geringer Teil dem Hippokrates selbst zuzuschreiben ist. Die von ihm gegründete Ärzteschule auf Kos betonte das genaue Beobachten des Kranken und seiner Symptome. Andere Ärzte, wie die der Schule von Knidos, bevorzugten vordefinierte Krankheitsschemata. Später bildeten sich dann verschiedene Ärzteschulen heraus (Dogmatiker, Empiriker, Pneumatiker, Methodiker), welche auch die Situation in der Römerzeit theoretisch beherrschten. Auf die Praxis hatte dies oft keine Wirkung; souveräne Ärzte bezogen Elemente aller Denkrichtungen in ihre Arbeit ein. Dieses zusammenfassende Denken zeichnete auch den berühmtesten antiken Arzt nach Hippokrates aus, Galenos von Pergamon (129 – ca. 210), der in seinen Schriften das Wissen der Antike vereinigte und dem christlichen wie islamischen Mittelalter vermittelte.

In der späten Republik war Rom zu einer für antike Verhältnisse riesigen und chaotischen Metropole geworden. Vor diesem Hintergrund ist das Entstehen einer für die Zeit typischen Medizinerschule zu verstehen, der Methodiker. Neben den anderen medizinischen Richtungen (Empiriker, Pneumatiker, Eklektiker) sind sie wegen ihres radikalen Studienprinzips erwähnenswert: Die Methodiker stellten die These auf, dass jeder die Medizin in sechs Monaten lernen könne und sie nahmen möglichst viele Schüler an, darunter ausdrücklich auch Sklaven.

Die sog. Medizinschulen waren geistige Richtungen, keine Ausbildungsinstitutionen. Der Arzt selbst bildete seine Schüler aus, oft der Vater den Sohn. Man lernte am Krankenbett und durch eigene Lektüre, wobei man sich aus den Publikationen der aktuellen Medizinliteratur frei bedienen konnte; das Erlernen der Medizin war deshalb in den großen Städten mit ihren Bibliotheken am leichtesten. Auf keinen Fall hatten die Frauen des Altertums Hindernisse von Universitäten oder Akademien zu überwinden. Dass dennoch nur jeder 20. Arzt der Römerzeit eine Frau war – und nicht jeder dritte oder fünfte –, lag in der Rechtsstellung der römischen Frau mit ihrer eingeschränkten Bewegungsmöglichkeit und Geschäftsfähigkeit begründet.

Ärztinnen am Schreibtisch: Medizinschriftstellerinnen des Altertums

Die Ärztin Naevia aus der Zeit Caesars um die Mitte des 1. Jh. v. Chr. (Abb. 11) wird in ihrer Grabinschrift eine *medica philologa* genannt, eine Ärztin und Schriftstellerin. Damit gehörte Naevia zu den Ärztinnen am Schreibtisch, gibt es doch in der Tat Hinweise auf eine ganze Reihe von Frauen als Autorinnen medizinischer Publikationen. Jede dieser Ärztinnen konnte natürlich auch praktizieren.

Die oben geschilderte Antiochis aus Tlos (Abb. 7) hatte der Nachwelt ein Rezept gegen Milzbeschwerden, Ischias, Rheumatismus und Wassersucht hinterlassen, welches noch Galenos ein Vierteljahrtausend später zitierte. Einer Kleopatra, die nichts mit der ägyptischen Königin Kleopatra VII. zu tun hatte, schrieb man zwei Werke über Frauenkrankheiten wie über Kosmetik zu; ihr Kosmetikbuch (*kosmetikón*) wird manchmal zitiert, von dem Buch über Frauenleiden (*genésia*) sind Fragmente überliefert. Von einer Frau namens Pamphile aus Epidauros, dem Ort des großen Asklepiosheiligtums, wird ein Buch über die Dinge der Liebe (*perì aphrodisíon*) erwähnt, aber in diesem Falle kennen wir weder die Zeit noch darf man überhaupt sicher sein, dass Pamphile eine Ärztin war. Von einer Origeneia stammen nach Galenos Heilmittel gegen Husten und Magenbeschwerden.

Eine Autorin namens Elephantis, deren Herkunft wir nicht kennen, publizierte erfolgreiche Pornografien. Die Bücher der Elephantis waren beim Publikum bekannt, wurden öfter zitiert und Kaiser Tiberius (14–37) hatte sie als Anregung in seinem Schlafzimmer. Daneben wird Elephantis aber auch – leider ohne Einzelheiten – von Plinius in die Reihe etlicher Medizinautorinnen gestellt, eine Nachricht, die anzuzweifeln kein Grund besteht.

Die Autorin Olympias aus Theben veröffentlichte vermutlich ein Buch über Frauenleiden, da sich darauf die von Plinius zitierten Medikamente dieser Ärztin beziehen. Nennt Plinius Olympias nur beim Namen, doch ohne Berufsangabe, so werden die Rezepte einer Salpe mit der Berufsangabe Hebamme (*obstetrix*) verbunden. Salpe und Laïs (s. u.) galten als Scharlatane.

Von einer Hebamme namens Sotira wird eine Schrift über Fieberbehandlung erwähnt. Plinius verwendet die Berufsbezeichnung *obstetrix*, doch ist vermutlich der Terminus *iatromea (iatromaia)* angebracht; gewöhnliche Hebammen verfassten normalerweise keine Bücher. Die von Plinius zitierten Rezepte, vor allem das häufige Anwenden von Menstrualblut, sind keinesfalls schmeichelhaft. Abtreibungsmittel der Laïs (von der man außer dem Namen nichts weiß) werden sogar von dem sonst auf diesem Gebiet nicht heiklen Plinius als unglaubwürdig dargestellt.

Neben einer Reihe von Frauennamen als Autorinnen von Rezepten begegnet uns noch eine Ärztin Metrodora, deren Herkunft und Zeitstellung unklar sind und die ein Buch über Frauenleiden publizierte; der Codex in der Laurentiana in Florenz formuliert den Titel: *Aus den Werken Metrodoras: Frauenleiden des Unterkörpers (ek tôn Metrodóras perì tôn gynaikeíon páthon tês métras)*. Der Text kann nur grob in das 2. bis 4. Jh. datiert werden und ist damit später als die oben erwähnten Autorinnen. Immerhin ist diese Handschrift das älteste existierende schriftliche Werk einer Ärztin. Diese Schrift konzentriert sich auf pathologische Probleme, nicht auf Geburts- und Hebammendinge.

Elephantis wird durch die Daten des Kaisers Tiberius (14–37) mindestens auf die Zeit vor 20–30 datiert, ansonsten ist die Naturkunde des Plinius ein Anhaltspunkt; ihr Autor starb 79 n. Chr. Die Reihe der hier genannten Medizinschriftstellerinnen – mit Ausnahme von Metrodora – gehört also im Wesentlichen in die frühe römische Kaiserzeit oder in den Hellenismus zuvor. Stellt man alle Frauennamen im Zusammenhang mit der antiken Medizin vom späten Hellenismus bis in die christliche Spätantike zusammen, so kommt man auf gut zwei Dutzend Frauen als Ärztinnen, Pharmazeutinnen oder Medizinschriftstellerinnen. Auch wenn manche Namen obskur und die Quellen zweifelhaft sind, bestätigt dies insgesamt doch, dass die Arbeit der Ärztinnen in der antiken Öffentlichkeit registriert wurde.

Der öffentliche Lebenslauf: Inschriften in Stein und Metall

Großformatige Schrift begegnet dem Menschen des 21. Jh. in der Öffentlichkeit überwiegend als Reklameschrift, auf Ladenschildern, Werbeplakaten, Terminankündigungen von Konzerten und Sportereignissen sowie Wahlaufrufen. Sehr zurückgegangen ist hingegen jener Teil des Lebens, der im Altertum beherrschend war: die Schrift auf Stein und Metall. Dies ist in unserer Zeit nur noch das Feld der Firmen- und Berufsschilder, darunter auch der Arztpraxenschilder.

Im Altertum, einer Zeit in der Papier selten und teuer war, bildeten die sorgfältigen Inschriften hingegen das Hauptmedium der Information. Wie armselig sind unsere Grabsteinbeschriftungen geworden – oft nur den Namen und die Lebensdaten anzeigend – und wie reich sind viele antike Grabsteine: Sie nennen uns häufig nicht nur den Namen, sondern auch die Familie, die Berufslaufbahn, die Herkunft, manchmal auch große Taten des Toten.

Die antiken Friedhöfe waren nicht im Wohngebiet, sondern immer außerhalb an den Ausfallstraßen angelegt. Der Reisende konnte sich dort bei seiner Ankunft schon über die Gesellschaft der Stadt informieren, wenn er lesen konnte; Analphabeten (und das war sicher die Mehrheit der Bevölkerung, wenn auch nicht die Mehrheit der Reisenden) konnten sich von den bunten Bildern der Grabreliefs beeindrucken lassen. Da die meisten Menschen in der Römerzeit zu Fuß reisten, hatte man auch Muße zum Betrachten der Grabdenkmäler.

Ebenso wichtig sind für den Historiker die antiken Weihinschriften aus dem religiösen Kontext. Dies ist ein Lebensbereich, der sich in christlicher Zeit nicht einmal im glaubensstarken Mittelalter ähnlich intensiv wie im Altertum darbot. Es war Brauch, den Göttern Objekte zu weihen, vom ganzen Tempel über die Statue und das Relief bis zur kleinen Figurine aus Ton und Metall. Die meisten dieser Votive trugen Weihinschriften, Aufschriften mit dem Namen der Gottheit und dem Namen des Weihenden, oft mit der Formel, dass man ein Gelübde gerne erfüllt habe. Für die Medizin erfahren wir dabei besonders viel aus den Weihungen an die Heilgötter.

Ehreninschriften beherrschten die Marktplätze der Städte. Es war eine der höchsten Ehren, wenn man eine Porträtstatue auf öffentlichen Plätzen erhielt. Die immer auf der Basis zu lesenden Inschriften dieser Figuren sind eine unschätzbare historische Quelle. Deshalb ist die Ehrenstatue der Ärztin Antiochis (Abb. 7) ein so hoch einzuschätzendes Dokument für den Berufserfolg einer Frau in früher Zeit.

Aus den 900 Jahren von 400 v. Chr. bis 500 n. Chr. haben sich fast 1.000 griechische und lateinische Arztinschriften erhalten. Das ist für historische Fragen schon eine erhebliche Quellenmenge. Relativer wird die Zahl, wenn man sich vor Augen hält, dass man allein für das Römische Reich mit einer jährlichen Präsenz von mindestens 100.000 Ärzten zu rechnen hat. Und wir können hinzufügen, dass jährlich bei einer theoretischen Quote von 5 % Frauen in der römischen Ärzteschaft reichsweit mit gut 5.000 Ärztinnen zu rechnen ist.

Auch wenn man für jeden Arzt eine Arbeitszeit von 50 Jahren berechnen würde, was sicher viel zu hoch ist, würde man dennoch dann allein auf die 400 Jahre der römischen Kaiserzeit gerechnet auf eine Zahl von 1,5 Millionen Ärzten kommen. Die Zahl lag wahrscheinlich noch viel höher. Das hilft uns, die 1.000 erhaltenen Arztinschriften im richtigen Rahmen zu sehen.

Die Inschriften von Ärztinnen verteilen sich ebenso wie die von Ärzten über das ganze Imperium (vgl. Abb. 53). Abgesehen von einer griechischen Inschrift aus Rom halten sich die lateinischen wie griechischen Inschriften an die quer über den Balkan laufende Sprachgrenze: Die Inschriften aus Griechenland und aus Anatolien sind in griechischer Sprache gehalten.

Besonders willkommen sind verständlicherweise jene antiken Denkmäler, die Bild und Wort miteinander vereinen. Ein aus Athen stammendes Grabrelief zeigt den Grabinhaber, den Arzt Iason (Abb. 8), wie er die Magen- und Leberregion eines kleinwüchsigen Patienten mit geschwollenem Bauch betastet: ein Internist bei der Diagnose. Auch Iason stammte aus Acharnai bei Athen, wie mehr als 300 Jahre früher die Ärztin Phanostrate (Abb. 5). Freilich dürfte Iason in der ersten Hälfte des 2. Jh. bessere wirtschaftliche Bedingungen vorgefunden haben. Denn Athen erlebte durch Kaiser Hadrian (117–138) eine starke Förderung, vor allem durch umfangreiche Baumaßnahmen.

Die erste Zeile der Inschrift nennt den Toten selbst:

Iason, auch Dekimos genannt, aus Acharnai, Arzt.

Die folgenden Zeilen nennen verschiedene Verwandte Iasons, die wohl als seine Erben gelten dürfen. Die Römerzeit verrät sich auch im zweiten Namen Iasons, dem guten römischen Decimus (*Dekimos*), der Zehnte. Rechts neben dem Patienten, einem kleinwüchsigen Erwachsenen, steht ein riesiger Schröpfkopf als Arztzeichen auf dem Boden. Das pilzförmige Gerät kennt man aus etlichen Grabfunden und Reliefdarstellungen, z. B. von den drei Bronzeschröpfköpfen des Arztgrabes von Bingen. Man muss sich in der Farbfassung des Reliefs den Schröpfkopf in der leuchtenden Goldfarbe der frischen Kupferlegierung (Bronze, Messing) vorstellen, um zu verstehen, dass dieses Arztzeichen wie ein plakatives Reklameschild wirkte.

Schröpfköpfe zeigt auch ein Weihrelief des 1. Jh. n. Chr. vom Gelände des Athener Asklepiostempels südlich der Akropolis (Abb. 9). Die beiden Schröpfköpfe rahmen das aufgeklappte Etui eines Arztes ein, welches fünf Skalpelle und einen Knochenheber enthält. Die Instrumente sind zwischen Stege geklemmt, um nicht zu verrutschen.

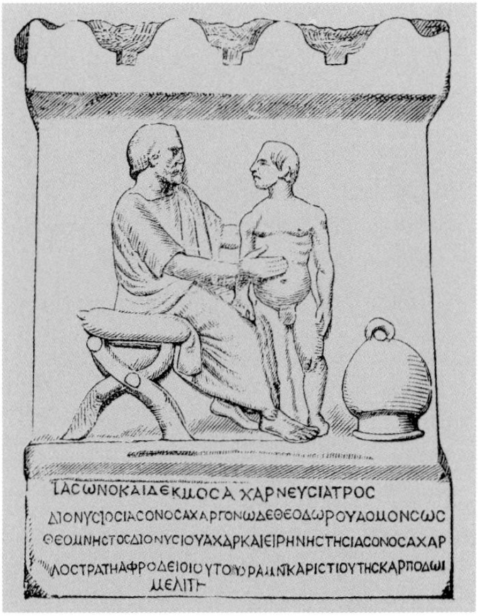

Abb. 8 Grabrelief des Arztes Iason mit riesigem Schröpfkopf. Der Arzt betastet den Unterleib eines Patienten. Aus Athen. Marmor. H. 73 cm. 2. Jh. London, British Museum Inv. 629.

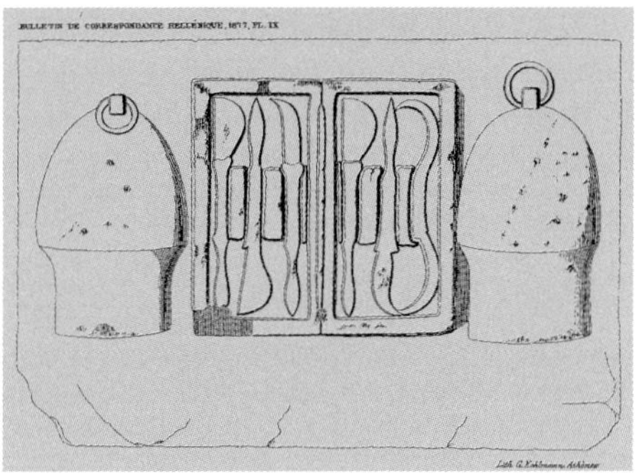

Abb. 9 Marmornes Weihrelief vom Asklepiostempel in Athen. Schröpfköpfe, Skalpelle und Knochenheber. H. 33 cm. 1. Jh. Athen, Nationalmuseum.

Arztgräber und andere Funde: Beiträge der Archäologie zur Medizingeschichte

In einigen Bereichen der Medizingeschichte des Altertums hat die Archäologie Wichtiges zu bieten. Das betrifft die gesamte Vorgeschichte, die ja schriftlos war, aber auch Gebiete der klassischen Antike wie die Instrumentenkunde, die Architektur von Arztpraxen und die Bodenfunde von Gräbern oder Funde in Gewässern. Folglich finden wir auch den archäologischen Zugang zu den Ärztinnen des Altertums über zwei Wege:

- *Inschriften auf Grabdenkmälern und Weihedenkmälern und*
- *Grabinhalte von Gräbern, die wegen der Skelettreste oder wegen der Beigaben als Ärztinnengräber zu erkennen sind.*

Vereinzelt finden sich Arztgräber mit charakteristischen Beigaben auch bei Ägyptern, Etruskern und Griechen. Verglichen aber mit den wenigen griechischen Befunden sind die zahlreichen römischen Arztgräber aus der Zeit des Kaiserreichs eine welthistorische Einmaligkeit. Die Römer begannen den Brauch zu entwickeln, ihren toten Ärzten und Ärztinnen typische Berufskennzeichen in das Grab mitzugeben, darunter besonders Instrumente. Die klassische Periode römischer Arztgräber mit Instrumentenbeigaben liegt in der Zeit zwischen Kaiser Augustus um die Zeitenwende und Kaiser Constantin am Beginn der Spätantike im 4. Jh.

Arztgräber sind eine Erscheinung aus dem gesamten römischen Imperium. Grabbeigaben waren zuvor eine allgemeine vorchristliche Sitte des Altertums, wenngleich Berufsinstrumente sonst selten ihren Trägern mitgegeben wurden. Bei den Ärzten machte man eine auffällige Ausnahme: Sie sind Handwerkergräber mit Werkzeugbeigabe, und dies reichlich sowie über das ganze Reich verteilt. Den Grund kennt man noch nicht. In der antiken Literatur wird nichts erwähnt; man kannte den Brauch, sah aber anscheinend keinen Grund, ihn zu besprechen.

Für uns bietet dieser Brauch die einmalige Chance, die Typen der medizinischen Instrumente zu erkennen; außerdem kann man auch auf die Träger Rückschlüsse ziehen: Die Beigabe eines Skalpells lässt den Toten als Arzt erkennen; wenn man dann bei der Analyse der Skelettreste erkennt, dass der Tote eine Frau war, hat man das Grab einer Ärztin gefunden. Ohne die Instrumentenbeigabe wäre dies unmöglich gewesen. Inzwischen hat sich die Paläopathologie als große Hilfe der historischen Erkenntnisse erwiesen. Die mehr als 120 bis heute bekannten archäologischen Arztgräber, also Grabinventare, welche Ärzten zugeschrieben werden können, hat man bis vor wenigen Jahrzehnten automatisch Männern zugeschrieben, obwohl die seit Langem bekannten Inschriften von Ärztinnen zur Vorsicht hätten raten können.

Die Arztgrabfunde sind auch der Grund dafür, dass wir die Typologie der römischen medizinischen Instrumente des Altertums sehr gut kennen. Zwei der prominentesten Arztgräber sind in Deutschland gefunden worden. Das 1924 an der Cronstraße in Bingen entdeckte Brandgrab eines Arztes gehört in die Jahre um 100. Von den etwa 60 Metallobjekten des Grabes, die in einem großen Bronzebecken neben der Urne lagen, lassen sich fast alle auf die Medizin beziehen. Das Instrumentarium ist eines der größten, das man je in einem römischen Grab entdeckte. Ähnlich zahlreich sind nur die Beigaben eines Arztgrabes in Nea Paphos auf der Insel Zypern.

Der Binger Chirurg besaß 13 Skalpelle mit den charakteristischen myrtenblattförmigen, stumpfen Spateln und mit eisernen Klingen verschiedener Form (Abb. 10). Er praktizierte die Schädelchirurgie (Trepanation). Die Sammlung von fünf Knochenhebern, von denen einer mit einer Feile kombiniert ist, zeigt wie die riesige Skalpellsammlung die Spezialisierung des Chirurgen an. Er war ein typischer Wundarzt, spezialisiert auf Knochen- und Fleischverletzungen. Die Asche des Toten, der sog. Leichenbrand, wurde nie untersucht und ist auch nicht mehr vorhanden. So ist es eine alte Gewohnheit, vom Binger Arzt zu sprechen; sicher ist dies freilich nicht, wie auch in all den vielen Fällen, in denen man weder Skelette noch Totenasche untersuchen konnte oder untersucht hat.

Zweifelsfrei ist das Geschlecht des Toten von Wehringen bei Augsburg. Das Skelett dieses Grabes aus dem 3. Jh. ist männlich. Der Tote lag umrahmt von zwei Tonkrügen, einer Glasflasche, einem Bronzekästchen mit Lorbeerblättern und drei Silbermünzen (die jüngste aus dem Jahr 238/239), einer Löffelsonde samt Salbenreibplatte und einem lederüberzogenen Holzetui mit sechs chirurgischen Instrumenten. Das Grab enthielt ferner Reste von Augenmedizin, sog. *kollyria*. Der Arzt von Wehringen wird sein Auskommen vor allem im nahegelegenen Augsburg gefunden haben, der Hauptstadt der Provinz *Raetia*.

Der Umschwung in der Frage, ob solche Gräber auch zu Frauen gehört haben könnten, begann an einigen Gräbern mit der Interpretation von bestimmten Grabbeigaben als weiblichen Elementen und unabhängig davon mit der Analyse der

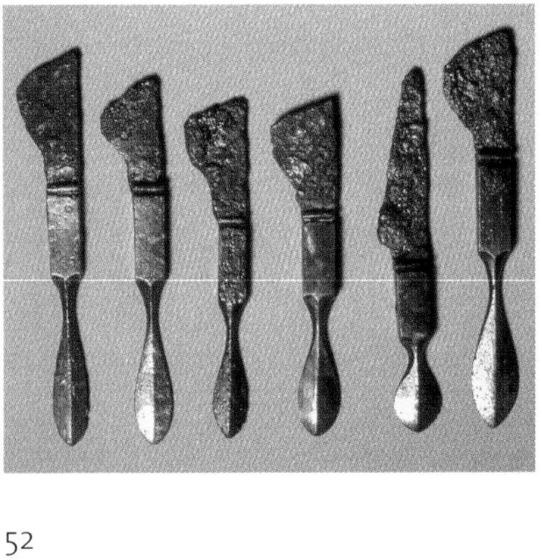

Abb. 10 Typische Form römischer chirurgischer Skalpelle. Bronze & Eisen. Aus dem Arztgrab von Bingen am Rhein. 1. Jh. Bingen, Historisches Museum am Strom.

Totenasche. Wichtig für die Zukunft wird eine genaue Untersuchung des Leichenbrandes sein. Von den sechs Ärztinnengräbern mit Grabinventaren erkannte man drei in jüngster Vergangenheit nur aufgrund der Knochenanalyse (Wederath, Heidelberg-Neuenheim, Vindonissa). Das sind Funde, die man früher ohne zu zögern Männern zugeschrieben hätte.

Man darf also unter den mehr als hundert Arztgräbern ohne Geschlechtssicherheit, die zwischen dem 19. Jh. und dem späten 20. Jh. registriert wurden, durchaus einige Ärztinnen vermuten. Leichenbrand wurde oft weggeworfen. Selbst Skelette wurden früher nach Abschluss der Grabungen nicht immer aufgehoben oder sind in den beiden Weltkriegen untergegangen.

Oft werden die Archäologen gefragt, ob man nicht medizinische Instrumente in den römischen Militärlazaretten finden könne. Dies trifft leider nicht zu. In den Lazaretten wurde peinlich genau aufgeräumt, bevor man sie verließ, und ein erobernder Feind plünderte ebenso gründlich. Wohl findet sich in den Militärstützpunkten das eine oder andere verlorene medizinische Gerät, aber keineswegs konzentriert auf das Lazarett, sondern verteilt im Gelände.

Die größte Fundmenge bilden die Gerätschaften aus den Städten am Golf von Neapel, die der Vulkan Vesuv im August 79 verschüttete, besonders aus Pompeji, von wo 239 medizinische Instrumente stammen (Abb. 52). War Pompeji das Opfer einer Naturkatastrophe, so spiegeln sich in anderen Befunden die politischen Ereignisse. Ein städtischer Arzt vergrub in Paris seine Instrumente und dazu 75 Münzen, die letzte eine Prägung des Jahres 274; was ihn dazu veranlasste, war vermutlich die katastrophale Invasion der Franken und Alamannen nach Gallien. Fast drei Jahre lang – 275–278 – hielten die Germanen ganz Gallien besetzt und plünderten es gründlich aus.

Ähnlich ist ein kleiner Hortfund in einem römischen Gutshof in Baden Württemberg in Sontheim an der Brenz, Kr. Heidesheim, zu verstehen. Die Geräte waren im Heizungskeller versteckt; vermutlich hat man sie beim großen ersten Alamanneneinfall nach Südwestdeutschland in den Jahren 233/234 dort deponiert. Manches große römische Landgut versorgte sich medizinisch selbst, hatte also seinen eigenen Arzt. Für die großen Domänen in Gallien muss man dies von vorneherein annehmen, weil dort die Entfernungen zur nächsten Stadt meistens viel zu groß gewesen wären.

Wie in den Lazaretten hat man auch in den Heiligtümern der Heilgottheiten kaum medizinisches Gerät gefunden. Die Funde in den großen Asklepiostempeln und ihren Nebengebäuden wie in Epidauros, Kos und Pergamon sind auf diesem Gebiet unerheblich. Einer der Gründe liegt darin, dass in den Heiligtümern in der Regel keine chirurgischen Operationen praktiziert wurden; man konzentrierte sich auf Diagnosen wie auch auf den heilenden Einfluss der religiösen Umgebung.

Häufig sind hingegen Gewässerfunde. Aus den inzwischen immer öfter von Archäologen untersuchten Schiffswracks hat man die ersten Skalpelle bergen können. Eine sehr wichtige Fundkategorie sind Flussfunde, denn der Personen- und Lastentransport auf Flussschiffen war im Altertum von überragender Bedeutung. Entsprechend oft gingen Dinge über Bord, welche weniger von den Archäologen bei gezielten Untersuchungen als vielmehr bei den modernen Bagger- und Flussregulierungsarbeiten gefunden werden. Wo immer Sand- und Kiesbaggereiwerke ihre Arbeit aufnehmen, weiß der Archäologe, dass mit Funden zu rechnen ist. Aus den bei den Römern heilig gehaltenen Mineralquellen, Thermalquellen und Flussquellen darf man zwar keine Instrumente, oft aber Weihegaben erwarten, die manchmal als anatomische Votive den Dank der Geheilten bezeugen.

Die erste Gemeinschaftspraxis in Rom zur Zeit Caesars

Rom war in der Kaiserzeit eine Metropole, deren Einwohnerzahl zwar vermutlich nicht die Million erreichte, die aber dennoch die größte Stadt auf dem Globus außerhalb Chinas war. Die bis heute älteste Inschrift einer Ärztin der Hauptstadt stammt ungefähr aus der Zeit Caesars, der Mitte des 1. Jh. v. Chr.; sie ist das Zeugnis der Gemeinschaftspraxis eines Chirurgen und seiner Ehefrau, die auch Ärztin war.

Die Inschrift liegt in zwei Fassungen vor, weil es sich um die Beschriftung eines Grabbezirks handelt, bei dem die beiden Inschriftensteine den Zugang auf beiden Seiten flankierten (Abb. 11). Die Grabsteine tragen nur die Inschriften, jedoch kein figürliches Relief; der Fundort, die Via Casilina, ist – wie auch die Via Appia – eine jener Straßen nach Südosten. Der Text sagt gleichlautend:

Lucius Naevius Philippus, Freigelassener des Caius,
Arzt und Chirurg,
und Naevia Clara, Freigelassene des Caius,
Ärztin und Schriftstellerin.
Grabareal von 11 Fuß zur Front
und 17 Fuß zur Rückseite.

Die beiden waren als Philippus und Clara Sklaven der Familie der Naevier und wurden von einem Caius Naevius freigelassen. Im römischen Sozialsystem waren sie als Freigelassene ihrem ehemaligen Herrn noch in gewisser Weise verpflichtet, ihre Kinder jedoch konnten als ganz freie römische Bürger aufwachsen.

Die Familie der Naevier war zwar nicht ein Uradelsgeschlecht wie die Claudier oder die Cornelier, aber immerhin seit langer Zeit bezeugt. Ein Cnaeus Naevius ist in der Literaturgeschichte als Komödiendichter des 3. Jhs. v. Chr. bekannt. Die Beinamen der beiden Freigelassenen geben Hinweise auf ihre Herkunft. Philippus (Philippos) ist ein geläufiger griechischer Name, seine Frau Clara dürfte mit ihrem lateinischen Namen aus Italien stammen. Im Jahrhundert der Bürgerkriege vor 30 v. Chr. gerieten auch viele Einwohner Italiens in die Unfreiheit.

Interessant ist die Berufsaufteilung der beiden Ärzte. Die Bezeichnung *medicus chirurgus* für den Mann ist leicht verständlich, während die Frau als *medica philologa* beschrieben wird. *Philologus* ist normalerweise der Literat und der Gelehrte. Man kann deshalb Naevia Clara entweder als Theoretikerin, als Diagnostikerin ansehen; man kann sie aber auch wörtlich als Schriftstellerin oder als Herausgeberin von Schriften betrachten, was wahrscheinlicher ist. Das Grab des Ehepaares der Naevii setzt zwei Marksteine in der Medizingeschichte des Altertums: Es ist das erste sichere Zeugnis für eine Ärztin in der Hauptstadt Rom und es ist der erste Beleg für ein Ärzteehepaar sowie für eine Gemeinschaftspraxis.

Mit lateinischen Bezeichnungen kannte man die Ärztin (*medica*), die Ärztin und Hebamme (*iatromea*) und die reine Hebamme

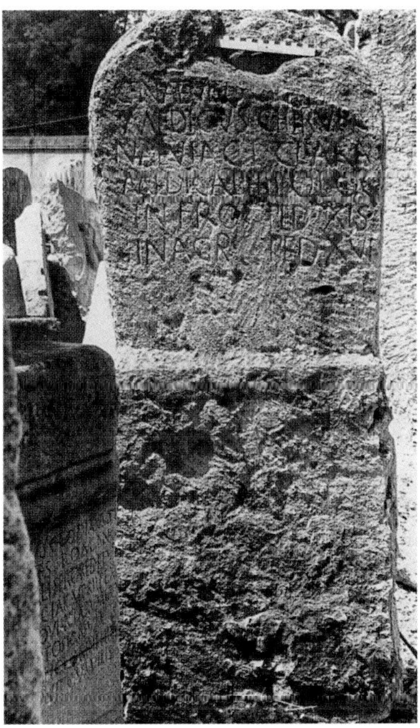

Abb. 11 Rom. Gemeinschaftspraxis des Naevius und der Naevia. Inschrift A von ihrem Grabareal. Travertin. H. 1,27 m. Um die Mitte des 1. Jhs. v. Chr. Rom, Antiquarium Comunale del Celio.

(*maia, obstetrix*). Unabhängig von den archäologischen Inschriftzeugnissen war das Wort *medica* in der frühen Kaiserzeit geläufig, wenn auch der Beleg bei Seneca hundert Jahre nach der Gemeinschaftspraxis der *medica* Naevia in Caesars Zeit liegt.

In keiner Weise gleichberechtigt: zur Rechtsstellung der römischen Frau

Die Römerin war nie dem Mann gegenüber gleichberechtigt. Die Welt der Römer sah mit den Augen und vom Horizont einer Frau betrachtet wesentlich anders als für die Männer aus. Die Rolle eines Römers definierte sich durch seinen Stand in der Gesellschaft. Rom kannte kein Erbbeamtentum und auch kein Erbkönigtum, was die jeweiligen Mütter ins Spiel gebracht hätte. Die Frauen waren von allen politisch wichtigen Ämtern ausgeschlossen. Sie waren zwar als Töchter und Ehefrauen von Römern selbst Römerinnen, doch die volle Nutzung des römischen Bürgerrechts konzentrierte sich auf die Männer. Dass man Frauen nicht zum Ämterwesen und damit zu den Machtkarrieren zuließ, war nicht biologisch oder psychologisch gedacht. Man argumentierte zwar manchmal, dass Frauen von ihrer Physis oder ihrer Psyche weniger geeignet seien, sie seien schwächer, schutzbedürftiger, und was dergleichen Überlegungen waren. Der Grund lag aber wohl mehr im Festhalten an der Tradition, an den Sitten der Vorfahren.

Die Abhängigkeit der Frau von Vater und Ehemann und der Ausschluss aus den Ämtern, mit Ausnahme bestimmter Priesterschaften, beschränkte die Frau auf den nichtamtlichen Einfluss, der immer persönlich begründet war. Im Laufe der späteren Republik versuchten Adelsfrauen wie Clodia (eine Frau hinter den Kulissen) und Fulvia (eine aktive Politikerin an der Seite des Marcus Antonius) die eng gezogenen Grenzen zu überschreiten, freilich ohne nachhaltigen Erfolg.

Livia, die Ehefrau des Augustus, war einflussreich, aber wegen ihrer starken Persönlichkeit, nicht auf juristischer Grundlage. Sie war – auch wenn man dies in vielen Büchern anders liest – eben keine Kaiserin, sondern die Ehefrau des ersten Mannes im Staate, und das gilt für alle Ehefrauen römischer Kaiser.

Eine Frau aus senatorischem oder ritterlichem Adel war umso unabhängiger, je größer ihr Vermögen war – und Frauen konnten unter bestimmten Voraussetzungen über ihr Geld und ihre Vermögenswerte selbst bestimmen. Die Grabinschriften und Grabsteine mancher römischer Ärztinnen lassen auf gute bis sehr gute Finanzverhältnisse schließen.

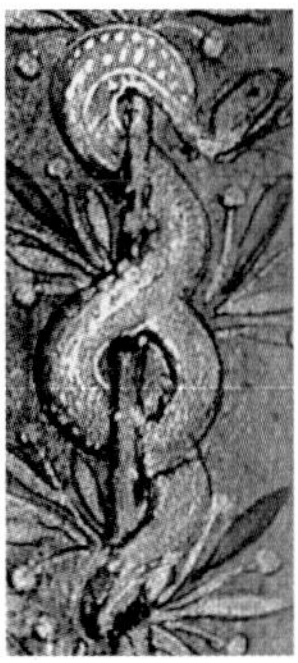

Mit Skalpell und Zange: Aus römischen Praxen und Operationssälen

Gynäkologie und Geburtshilfe

Gynäkologie und Geburtshilfe waren ein Spezialfach der antiken Medizin und wir dürfen davon ausgehen, dass es von Männern wie Frauen ausgeübt wurde. Zum Personal wohlhabender Häuser gehörte noch die Amme (*nutrix*), die freilich nicht mehr zum Medizinpersonal zu rechnen ist. In Pompeji kennen wir mindestens zwei Arztpraxen mit gynäkologischen *specula* (Vaginalspiegeln) und eine davon gehörte einem namentlich bekannten Arzt, Aulus Pumponius Magonianus; zusammen mit drei dort gefundenen Embryohaken und vier Schröpfköpfen betrachtet war diese Arztpraxis ein Schwerpunkt der Gynäkologie in Pompeji.

Ein großes vierblättriges Vaginalspeculum wurde im späten 19. Jh. in der Altstadt von Pompeji gefunden (Abb. 12a). Man schrieb den Fund zuerst dem Haus des Acceptus und der Euhodia zu. Deshalb glaubte man in dem Haus eine Arztpraxis mit gynäkologischer Ausrichtung erkennen zu dürfen. Ein Bearbeiter ging noch weiter und sprach von einem Wöchnerinnenheim oder einer Klinik alexandrinischer Ärzte und Geburtshelfer. Die Fundberichte waren etwas unpräzise, doch ergab eine Prüfung aller überlieferten Daten, dass man das *speculum* vemutlich in einer anderen Arztpraxis, der sog. Casa del medico nuovo I fand.

Verlief eine Geburt planmäßig, so fand sie im Sitzen statt. Dies sehen wir auf einem Tonrelief aus Ostia: Die Ärztin und Hebamme Scribonia Attice kniet vor einer Schwangeren, die in einem Geburtsstuhl sitzt und der eine Dienerin hilft (Abb. 25). Ging etwas schief, dann kam die Stunde der Skalpelle, Haken und Zangen. Ein Embryoskalpell (Embryotom) zum Zerstückeln des toten Kindes im Mutterleib wird schon für das 3. Jh. v. Chr. erwähnt. Bei den Geburts-

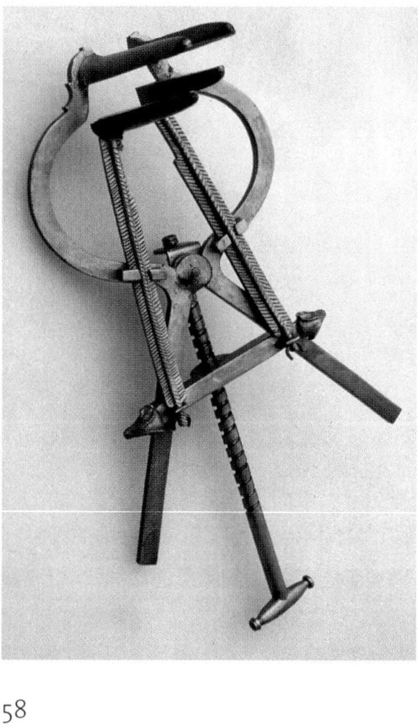

Abb. 12a Vierblättriges Vaginalspeculum aus Pompeji. Bronze. L. 31 cm. Vor 79 n. Chr. Neapel, Nationalmuseum. Kopie Mainz, Römisch-Germanisches Zentralmuseum.

notoperationen unterscheidet man das Herausziehen des toten Kindes aus dem Leib der lebenden Mutter und das Herausschneiden des Kindes aus der gestorbenen Mutter. Dazu dienten der Embryohaken zum Herausziehen des Kindes und der Kranioklast (Embryothlast), eine gezackte Zange zum Zerquetschen des Kopfes des toten Kindes und zum Herausziehen der Leiche.

Abtreibungen waren im gesamten Altertum eine gewohnte Erscheinung, da sie kein Teil der Strafgesetzgebung waren. Die Abtreibung wurde nicht mit Instrumenten, sondern mit Medikamenten vorgenommen, die man oral oder vaginal anwandte. Die Bandbreite der Einschätzung von Abtreibungen reichte zwischen dem akzeptierten Mittel zur demografischen Bevölkerungsregulierung (Platon, Aristoteles) bis hin zur gesellschaftlichen Missbilligung von Sitten der römischen Oberschicht in der Kaiserzeit (Ehegesetze des Augustus). Der hippokratische Eid, der schließlich kein verpflichtendes Strafgesetzbuch war, formuliert es so, dass der Arzt den Frauen kein keimvernichtendes Vaginalzäpfchen (*pesson phthorion*) geben solle. Damit waren aber bereits alle empfängnishemmenden Tränke und Medikamente nicht angesprochen. Ein generelles Verbot der Abtreibung lässt sich aus dem hippokratischen Eid nicht ablesen.

Im Altertum stand immer die Mutter über dem Kinde. Das ungeborene Kind wurde noch nicht als vollwertiger Mensch angesehen. In der römischen Kaiserzeit können wir davon ausgehen, dass Abtreibungen (*abortus*) vom gesamten Spektrum des Medizinpersonals vorgenommen wurden, von der Ärzteschaft über die Hebammen bis hin zu den riskanten Methoden der Kurpfuscher – und es liegt in der Natur der Sache, dass hier nicht ausschließlich, aber sehr häufig Frauen am Werk waren.

Zwei langlebige Legenden aus dem Altertum sind der Kaiserschnitt und die Geburtszange. Der Kaiserschnitt hat seinen Namen zwar von Iulius Caesar, aber es gab ihn im Altertum nicht, auch wenn diese Legende immer wieder vorgebracht wird. Eine etwas unklare Bemerkung des Plinius führte zur noch heute anscheinend unausrottbaren Legende. Der Kaiserschnitt in unserem Sinne wurde erst seit dem 16. Jh. praktiziert.

Auch die Geburtszange gab es im Altertum noch nicht. Die Quelle für diese Falschmeldung ist vor allem ein kleines Marmorrelief, das angeblich in oder bei Rom gefunden wurde (Abb. 12b). Die Szene zeigt in der Mitte eine erschöpfte, fast nackte Frau, die gerade ihr Kind geboren hat, welches rechts von der Hebamme gewaschen wird. Hinter der Hebamme steht ein Knabe mit einem Gefäß. Über der

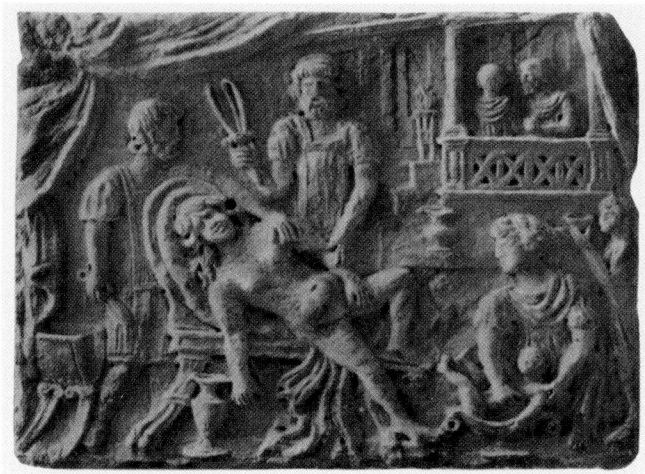

Abb. 12b Geburtsszene mit Geburtszange. Marmorrelief, ehem. Slg. Baglioni. Aufbewahrungsort unbekannt. 55x74 cm. Fälschung.

Hebamme schaut ein bärtiger Mann von einem Balkon der Geburt zu; das Objekt neben ihm ist wohl eine Porträtbüste. Der bärtige Mann links von der Mutter trägt halbmilitärische Tracht und hält ein Instrument (Schere?) in der Hand. Hinter der Gebärenden steht der Chirurg mit einer Geburtszange. Man hat deshalb bisweilen den Typus dieser Geburtszange schon den Römern zuschreiben wollen, was aber unmöglich ist.

Um die Hintergründe dieser Fälschung zu verstehen, ist an erster Stelle das Jahr der Präsentation, 1937, zu beachten. Im Jahr 1937, dem Jahr XV der Faschismusära, feierte Italien mit großem Aufwand den 2.000-jährigen Geburtstag des Kaisers Augustus (63 v. Chr. – 14 n. Chr.). Bei einem im Jahr des Augustusjubiläums vorgestellten Relief darf man nach einer Verbindung in dieser Richtung fragen. Dies ist nun in der Tat der Fall: Oben steht zwischen dem Chirurgen mit der Geburtszange und dem Balkon ein Dreifuß auf einer Basis, im Hintergrund ist eine Säulenreihe angedeutet. Damit ist nach Art der topografischen Versatzstücke auf römischen Reliefs ein Apollotempel gemeint. Auch der Greif unter dem Tischchen mit der Metallvase vor dem linken Knie der Frau ist ein dem Gott Apollo verbundenes Tier.

Das gefälschte Relief tauchte im Jubiläumsjahr der Augustusgeburt auf; die Szene spielt in Rom und ein Apollotempel steht in der Nähe: Es liegt also die Vermutung nahe, dass damit auf die Geburt des Augustus am 23. September 63 v. Chr. auf dem Palatin in Rom angespielt werden sollte. Wie Alexander sich als Sohn Ammons ausgab, so hat man mit Augustus die Legendenbildung seiner Abkunft von Apollo verbunden. Dem Fälscher scheinen jedenfalls derartige Überlegungen vertraut gewesen zu sein. Als Beleg für die Geburtszange im Altertum taugt das Relief allerdings nicht.

Operationen, Betäubungsmittel und Wundversorgung

In der Regel vermied man Operationen in den Tiefen des Brust- und Bauchraumes, auch weil man weder die Funktion der Herztätigkeit noch den Blutkreislauf genau kannte. Die tiefsten Eingriffe in den menschlichen Körper lagen in der Mundhöhle (Zahnziehen), der Harnblase (Blasensteinschnitt) und dem weiblichen Unterleib bei der Geburt.

Ansonsten bewegte man sich operativ mehr oder weniger auf der Körperoberfläche, z. B. mit dem Aufstechen von Geschwüren und Abszessen sowie mit der Versorgung von Wunden. Ein solcher Fall ist auf dem Kölner Grabrelief von einem Grabbau des 1. Jh. dargestellt, wo ein Arzt die Brustwunde eines Kriegers mit einer Arznei beträufelt; dies ist weniger eine Operation als eine Notversorgung mit Hilfe eines Medikaments (Abb. 13).

Präzise, saubere Wundverbände bildeten schon griechische Künstler um 500 v. Chr. ab (s. o. Abb. 2). Der Chirurg operierte im Normalfall in seiner Arztpraxis. Solche Praxen hat man in nennenswerter Zahl nur in Pompeji gefunden (Abb. 52). Einige

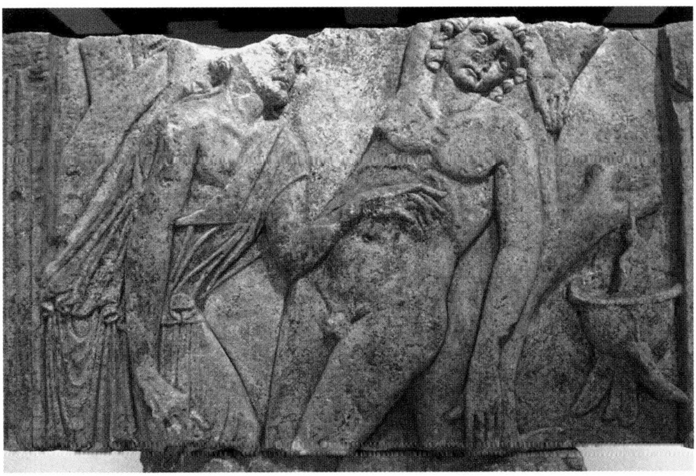

Abb. 13 Grabrelief von einem Grabbau des 1. Jh. n. Chr. Aus Köln. Kalkstein. H. 74 cm. Ein Arzt versorgt die Brustwunde eines Kriegers. Köln, Römisch-Germanisches Museum.

pompejanische Häuser waren direkte Arztpraxen, bei anderen Funden handelt es sich um große Wohnhäuser mit einem Arzt unter dem Personal.

Archäologische Funde haben ein weiteres Detail ärztlicher Tätigkeit belegt: In Nebenräumen römischer Thermen wurden chirurgische Operationen durchgeführt. In drei für den jeweiligen Ort repräsentativen Badegebäuden (Thermen) hat man in Nebenräumen oder in der Kanalisation chirurgische Instrumente gefunden, die über den zu erwartenden Bereich der Kosmetik hinausgehen. Es sind dies die Barbarathermen von Trier aus den Jahren um 100, die großen Thermen in Xanten am Niederrhein und die Thermen von Weißenburg in Bayern. Trier (*Augusta Treverorum*) war die größte Stadt der Provinz *Gallia Belgica* und seit dem 2. Jh. Provinzhauptstadt; Xanten (*Colonia Ulpia Traiana*) war nach Köln die zweitgrößte Stadt der Provinz Niedergermanien und Weißenburg (*Biriciana*) war eine Kleinstadt am Limes in Bayern, geprägt von der Präsenz des Militärs.

In allen drei Thermen der doch recht verschiedenen Städte fanden sich medizinische Instrumente, die auf die Tätigkeit von Chirurgen schließen lassen. Thermennebenräume waren für Chirurgen deshalb eine geeignete Umgebung, weil in den Bädern von Toiletten bis zu fließendem Wasser und zu Heißwasser gute hygienische Voraussetzungen herrschten.

Die Besuchsregeln und Öffnungszeiten der großen römischen Thermen widersprechen keineswegs der Annahme, dass auch Ärztinnen in den Thermen ambulant beraten oder auch operieren durften. Manche Thermen waren zeitweise für Männer und Frauen getrennt geöffnet und auch bei gleichzeitigem Besuch beider Geschlechter spielten sich ambulante Operationen in großen Thermen von vorneherein in Seitenräumen ab, die man gegen unerwünschte Zuschauer abschirmen konnte.

Der Aderlass ist die erste Operation, von der wir aus dem Altertum ein Bild besitzen (Abb. 4) und er blieb eine der häufigsten Eingriffe, so wie er denn auch in der Neuzeit bis in das 18. Jh. weit verbreitet war. Der Arzt Marcus Ulpius Amerimnus führt auf dem Relief an seinem Grabbau in Ostia einen Aderlass am Bein eines sitzenden Patienten aus (Abb. 24); unten steht wieder das Blutbecken. Als Aderlasslanzetten (Phlebotom) dienten Skalpelle mit kleinen Klingen.

Die häufigste antike Operation war vermutlich das Zahnziehen. Die Mundhygiene war gering, wie in Europa noch bis weit in das 19. Jh. Der Zahnarzt dürfte zu den gefürchteten Chirurgen gerechnet worden sein. Zahnzangen (Abb. 41) sind auch in den Händen von Ärztinnen belegt.

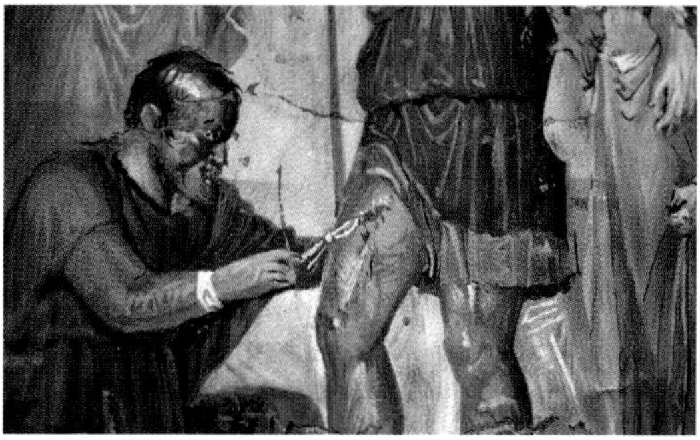

Abb. 14 Pompeji. Der Chirurg Iapyx operiert des Aeneas Pfeilwunde. Wandmalerei. 1. Jh. Neapel, Nationalmuseum. Kopie Rom, Museo della Civiltà Romana.

Eine Pfeilziehszene zeigt das einzige greifbare pompejanische Operationsbild. Dem am Oberschenkel verwundeten mythischen Helden Aeneas entfernt der Arzt Iapyx die Pfeilspitze aus der blutenden Wunde (Abb. 14); die glänzende eiserne Zange ist gut zu sehen. Das Gemälde stammt nicht aus einer Arztpraxis, wie denn auch die Wanddekorationen der pompejanischen Arztpraxen keinerlei Bezug zur Medizin aufweisen – was man gut verstehen kann.

Der Blasensteinschnitt (Lithotomie) war neben den Geburtsoperationen der tiefste Eingriff in den Körper, den die antiken Chirurgen wagten. Das Blasensteinschnittmesser (Lithotom) unterschied sich wesentlich von den normalen Skalpellen. Der Griff war lang, vorne zu einem flachen Haken hin gebogen, innen aufgeraut und außen glatt.

Die Trepanation genannte Schädelöffnung ist die einzige Operation, welche über Jahrtausende hin fast unverändert ausgeführt wurde. Die ältesten Belege stammen aus der Jungsteinzeit, einige tausend Jahre vor Christi Geburt. Sehr erfolgreich waren diese prähistorischen Schabe- und Sägemethoden, was man an verheilten Knochenrändern erkennen kann. Die seit griechischer Zeit geübte Bohrtrepanation mit Metalltrepanen und einem Drillbogen zum Drehen war entschieden riskanter. Zu den prominentesten Vertretern chirurgischer Instrumente gehören die Trepanationsinstrumente des Binger Arztgrabes. Ob die römischen Chirurgen so erfolgreich wie ihre Kollegen aus der Jungsteinzeit waren, wissen wir nicht: Aus der Zeit der Römer gibt es kaum trepanierte Schädel.

Eine andere Operation, der Starstich, ist eine antike Erfindung. Er wurde bis in die Neuzeit nach antiker Manier praktiziert. Dabei wurde die vom Star getrübte Linse ins Innere des Glaskörpers gedrückt. Die verschiedenen Typen der antiken Starnadeln kennt man inzwischen recht gut, denn es haben sich mehr als 50 Exemplare erhalten. Fast immer sind es solide Nadeln mit einer festen Spitze und einem oft profilierten Griff, welcher der Hand einen guten Halt geben sollte. Kein großer Erfolg waren im Altertum die Hohlnadeln zum Absaugen der vom Star getrübten Linse. Man hat diese Operation der Starextraktion zumindest versucht; sie ist heute die allgemein übliche, wobei moderne Chirurgen dem Patienten zugleich eine neue Augenlinse aus Kunststoff einsetzen.

Woher wissen wir, ob es sich um medizinische Instrumente handelt?

Was uns aus dem Altertum fehlt, das sind illustrierte Bücher über medizinische Instrumente, vergleichbar einigen mittelalterlichen Handschriften arabischer, persischer und türkischer Autoren. Wir sind deshalb auf die antiken Beschreibungen, auf die Bodenfunde und die antiken Darstellungen der Grab- und Weihreliefs angewiesen. Bahnbrechend sind dabei die Vergleiche zwischen den Reliefdarstellungen und den Bodenfunden. Auf manchen Grabsteinen römischer Ärzte sind Instrumentenkästchen dargestellt, meist in Form von aufgeklappten Etuis (Abb. 9).

Über die griechischen medizinischen Instrumente aus der Zeit vor der römischen Eroberung wissen wir leider nur sehr wenig. Die Funde aus römischen Orten führten hingegen dazu, dass man vom 1. Jh. an eine recht genaue Vorstellung von den Typen römischer Instrumente gewinnen konnte. Die ersten drei Jahrhunderte der römischen Kaiserzeit bis zum Beginn des 4. Jh. sind jene Periode, aus der wir die genauesten Kenntnisse antiker Medizinausrüstung besitzen. Reiche Funde aus Siedlungen sind die mehr als 350 Instrumente vom Golf von Neapel, aus den vom Vesuv 79 verschütteten Städten Pompeji und Herculaneum. Ein in Paris im späten 3. Jh. vergrabener Hort eines Arztes enthielt 29 Objekte und die Ausgrabung eines Arzthauses in Rimini bereicherte die Palette antiker Instrumente mit über 100 Exemplaren, darunter Skalpelle, Starnadeln, Zahnzangen, Knochenzangen und Trepanationsgeräte. Unter den Arztgräbern gibt es Beispiele mit nur einem einzigen, kennzeichnenden Gerät, daneben aber auch reiche Grabinventare mit dem vermutlich gesamten Instrumentarium einer Arztpraxis: Kolophon (Westkleinasien) mit 27, Bingen am Rhein mit 60 und Nea Paphos (Zypern) mit 64 Objekten. Aus allen Zeiten vor dem Europa der Renaissance und des Barock ist die römische Kaiserzeit jene Periode mit den genauesten Informationen über Form und Namen ärztlicher Instrumente.

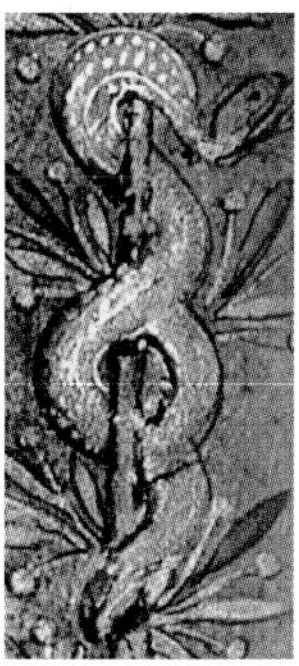

Ärztinnen der Hauptstadt

Im Zentrum der Macht: Das Kaiserhaus und seine Ärzte

Das Rom der Kaiserzeit war die größte Stadt der europäisch-vorderasiatischen Welt. Ein beliebtes Ratespiel unter Historikern und Archäologen ist die Frage, ob Rom mehr oder weniger als eine Million Einwohner hatte. Man kann nur mit einer Wahrscheinlichkeitsberechnung vorgehen. Die Durchschnittszahl der Bewohner eines Häuserblockes *(insula)* spielt ebenso eine Rolle wie die Frage, wie viele Menschen in den Palästen und wie viele in den Gewerbebetrieben lebten. Die Parks, die öffentlichen Gebäude und Plätze müssen abgezogen werden (diese Dinge nahmen in Rom recht viel Raum ein); der Umfang der öffentlichen Getreideversorgung kann ebenso ein nützlicher Hinweis sein. Vermutlich ergibt sich aus alldem, dass Rom in der Kaiserzeit etwas weniger als eine Million Einwohner hatte (ca. 700.000 bis 800.000). Auch das war aber für eine Stadt des Altertums eine gigantische Zahl.

Die Residenz der römischen Kaiser auf dem Palatinhügel war am Anfang bescheiden. Der Palatin war bereits ein bevorzugtes Wohnviertel der republikanischen Aristokratie gewesen. Ausgehend vom Haus des Augustus und dem seiner Ehefrau Livia verwandelte sich der Palatin in der Kaiserzeit langsam in eine kaiserliche Residenz. Nach kleineren Ausbaumaßnahmen erfolgte unter Nero eine Architekturrevolution im Zentrum Roms, als der Kaiser nach dem Brand Roms 64 und vor seinem Sturz 68 in wenigen Jahren eine phantastische Mischung von Bauten und

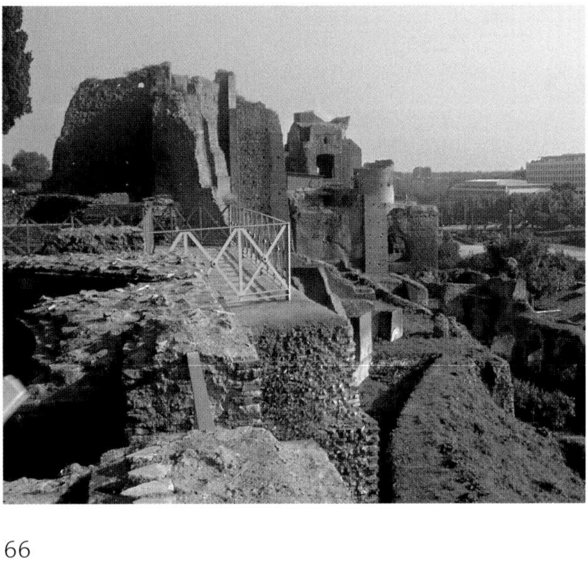

Abb. 15 Das Machtzentrum Roms: Ruinen der Kaiserpaläste auf dem Palatin.

Landschaft schuf, welche die Hügel Palatin, Caelius und Oppius sowie das Gebiet der Velia ganz oder größtenteils einnahm. Das heißt, dass Nero abgesehen vom Forum Romanum das alte Zentrum Roms für sich beanspruchte. Neros Goldenes Haus *(domus aurea)* überlebte den Sturz des Herrschers nicht, abgesehen vom Palatin wurde alles Übrige wieder öffentlich bebaut; zu diesen Neubauten zählten das Colosseum und die Titusthermen. Die Kaiserresidenz blieb im Wesentlichen auf dem Palatin, wobei besonders die Kaiser Domitian (81–96) und Septimius Severus (193–211) für Umbauten und Ausbauten sorgten (Abb. 15).

Der Palast war das Areal der Hofärzte aller Schattierungen. Die Leibärzte der Herrscher waren nur die oberste Schicht einer zahlreichen Ärzteschaft auf dem Palatin. Von einer Ärztin der Palastdienerschaft auf dem Palatin kennen wir eine sehr fragmentarische Inschrift, die schon in das 2. Jh. gehört, leider ohne ihren Namen; der Ehemann dieser Ärztin war Angestellter der kaiserlichen Getreideversorgung Roms, wie man in der Inschrift noch erkennen kann.

Ein anderes Grab führt uns tiefer in das Zentrum der Politik, das Grab der Ärztin Secunda, welches ihr von einem Tiberius Claudius Celer, kaiserlichem Freigelassenen und Wächter am Vestatempel, gesetzt wurde. Diese Grabplatte der Secunda, Ärztin einer Livilla, wurde bei Rom an der Via Appia gefunden.

Die Inschrift, linke Hälfte:

Secunda
Livillaes
medica.

Die Inschrift, rechte Hälfte:

Ti(berius) Claudius
Caesaris l(ibertus)
Celer aeditus a Vesta.

Secunda, Ärztin der Livilla. Tiberius Claudius Celer, kaiserlicher Freigelassener, Wächter am Vestatempel (hat das Grab errichtet).

Secunda war Ärztin einer Livilla. Dieser Name begegnet uns bei zwei Damen des römischen Kaiserhauses. Beide führten ein turbulentes Leben und endeten unglücklich. Livia Iulia, manchmal Livilla genannt, war die Tochter des älteren Drusus und der jüngeren Antonia und damit eine Schwester des späteren Kaisers Claudius. Als Ehefrau des designierten Thronfolgers Drusus des Jüngeren ließ sie sich neben anderen Liebesaffären auf eine gefährliche Liaison mit Seianus ein, dem Prätorianerpräfekten und zeitweiligen Günstling des Kaisers Tiberius. Nach dem Sturz des Seianus starb sie den Hungertod im Jahre 31, danach wurde ihr Andenken verfemt (*damnatio memoriae*).

Aus diesem Grunde ist die Livilla der Ärztin Secunda wohl in der zweiten Livilla zu sehen. Diese Iulia Livilla war eine Tochter des Germanicus und der älteren Agrippina und damit eine der Schwestern des Gaius (Caligula), zusammen mit Drusilla und Agrippina der Jüngeren. Sie wurde 18 geboren, heiratete 33 Marcus Vinicius und wurde 39 wegen angeblicher Teilnahme an einer Verschwörung von ihrem Bruder, Kaiser Caligula, verbannt. Von Kaiser Claudius 41 wieder zurückgerufen, verbannte der sie jedoch fast sofort wieder, weil sie in eine Intrige Messalinas geraten war: Messalina, Ehefrau des Kaisers Claudius, besaß in den Jahren 41/42 noch das volle Vertrauen des Kaisers. Livilla wurde verleumdet, unter anderem mit Seneca ein Verhältnis gehabt zu haben. Sie starb gewaltsam, vermutlich im Jahre 42; da sie im Mausoleum der Kaiserfamilie, dem *Mausoleum Augusti* im Nor-

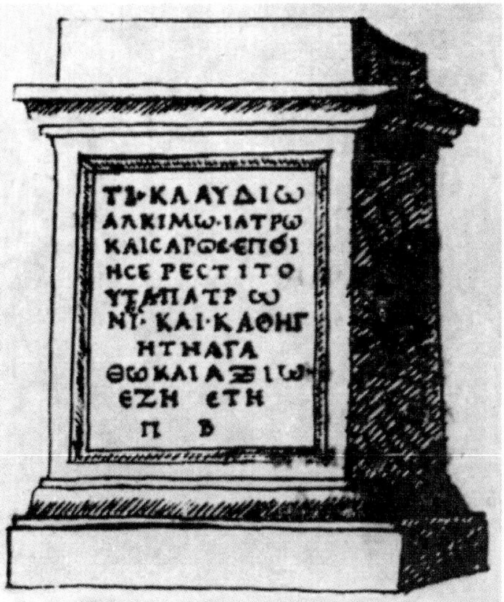
ΤΙ·ΚΛΑΥΔΙΩ
ΑΛΚΙΜΩ·ΙΑΤΡΩ
ΗCΕ ΡΕCΤΙΤΟ
ΝΙ·ΚΑΙ·ΚΑΘΗΓ
ΕΖΗ ΕΤΗ
Π Β

Abb. 16 Rom. Grabaltar des kaiserlichen Leibarztes Alcimus (Alkimos) und der vermutlichen Ärztin Restituta. Marmor. 1. Jh.

den Roms, bestattet wurde, ihr Andenken also nicht verfemt wurde, dürfte Secunda eine Ärztin dieser Livilla gewesen sein, der Tochter des Germanicus.

Im Zusammenhang mit jener anderen Livilla, die wegen ihrer Liebschaft mit Seianus ihr Leben verlor, fällt auch der Name eines Arztes namens Eudemus. Dieser Arzt gehörte zum Kreis der Livilla und wurde später von der Geschichtsschreibung als Mitwisser von Geheimnissen unter dem Deckmantel der ärztlichen Kunst bezeichnet. Wir dürfen davon ausgehen, dass für die Hofärzte das Leben im Kaiserhaus, in der *familia Caesaris*, wohl recht gefährlich war. Die Frauen des Kaiserhauses, welche als Heiratsmaterial und als Schachfiguren in der Thronfolgefrage dienen mussten, lebten jedenfalls extrem gefährlich. Von 18 Männern der iulisch-claudischen Dynastie zwischen 31 v. Chr. und 68 n. Chr. starben vier eines gewaltsamen Todes. Von ebenfalls 18 Frauen desselben Kaiserhauses fanden im gleichen Zeitraum elf ein gewaltsames Ende durch Mord, Hinrichtung oder den Tod in der Verbannung. Nach der reinen Zahlenstatistik war das Leben der Prinzessinnen und Kaiserehefrauen auf dem Palatin in Rom dreimal gefährlicher als das ihrer Männer.

Eine Frau namens Restituta setzte einem Arzt namens Ti. Claudius Alcimus (Alkimos) einen in griechischer Sprache beschrifteten Grabstein, den man am Abhang des Capitols zum Tiber hin fand, wohin er verschleppt worden war. Alkimos wird als Arzt des Kaisers bezeichnet, womit Kaiser Claudius (41–54) gemeint sein kann (Abb. 16). Restituta bezeichnet Alkimos als ihren Patron und Lehrer. Es liegt deshalb nahe anzunehmen, dass Restituta auch den Arztberuf ausübte. Alkimos wurde 82 Jahre alt, hatte also die Intrigen am Kaiserhof unter so verschiedenen Herrschern wie Augustus, Tiberius, Caligula und Claudius überlebt. Vielleicht brachte er dieses Kunststück aber auch nicht fertig, weil es möglich ist, dass er erst unter Kaiser Claudius nach Rom kam.

Unter dem Stichwort des Kaiserhauses darf man auch jene Namen nennen, welche mit prominenten kaiserlichen Domänen verbunden sind. Dazu zählte der gesamte Thermalquellenbezirk von Baiae am Golf von Neapel und die Insel Capri (Abb. 17). Aus Capri stammt die Grabinschrift der Ärztin Iulia Sophia; sie wurde in Anacapri im Westen der Insel gefunden und gehört in die frühe Kaiserzeit:

Iulia Sophia, Ärztin, Freigelassene des Isidorus, Freigelassener des Tiberius Caesar. Sie lebte 22 Jahre.

Die Insel Capreae (Capri) war in kaiserlichem Besitz. Augustus hatte sie 29 v. Chr. im Tausch gegen Pithekoussai (Ischia) von der Stadt Neapolis (Neapel) erworben. Allein Kaiser Tiberius soll auf Capri zwölf Villen gebaut haben. Er zog sich von 27 an für die letzten zehn Jahre seines Lebens auf die Insel Capri zurück, wo er an der Ostseite auf hoher Klippe einen Fabelpalast bewohnte. Für einige Jahre war Capri das Reichszentrum. Von den damals gewiss ausreichend vorhandenen Ärzten hat uns der Zufall nur die Ärztin Iulia Sophia namentlich überliefert. Sie ist im weiteren Sinne zum Personal des kaiserlichen Haushaltes zu rechnen.

Wir besitzen freilich mehr Nachrichten von Ärzten des Kaiserhauses als von dort tätigen Frauen, was nicht verwunderlich ist. Antonius Musa, Leibarzt des Kaisers Augustus, kurierte den Herrscher im Jahre 23 v. Chr. bei einer schweren Krankheit mit einer Kaltwasserkur und einer Salatdiät, was ihm große Ehren einbrachte; Wasserkuren waren in der römischen Medizin in vielen Variationen bekannt. Eine der Heilquellen, die Augustus kannte und benutzte, waren die *Aquae Albulae* von Tivoli: „Sooft er [Augustus] seiner Nerven wegen Meerbäder brauchte oder die warmen Albulaquellen (Albulisque calidis) besuchte, begnügte er sich damit, in einer hölzernen Badewanne sitzend … abwechselnd Hände und Füße zu bewegen" (Sueton, Augustus 82,2).

Aus der Umgebung des Kaisers Claudius kennen wir seinen Leibarzt Scribonius Largus, den Verfasser eines pharmazeutischen Werkes, und den aus Kos stammenden Caius Stertinius Xenophon. In der Grabinschrift seiner Sklavin Cosmia erscheint Caius Stertinius Xenophon als *medicus Augusti*, als kaiserlicher Leibarzt. Ein Augenarzt namens Thyrius Celadianus lebte am Hofe des Kaisers Titus (79–81). Ein Arruntius Sempronianus war Arzt des Kaisers Domitian (81–98). Der nach

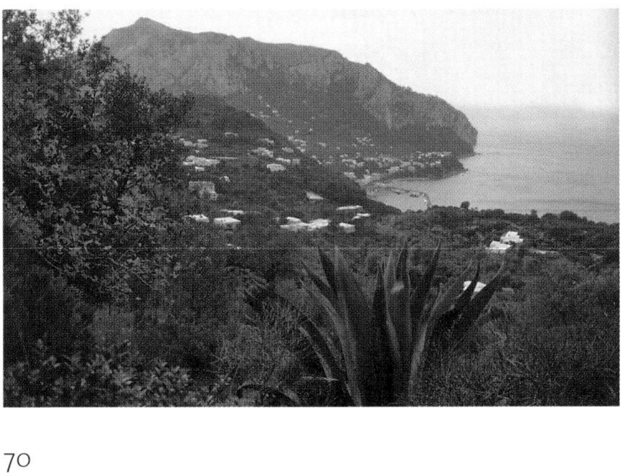

Abb. 17 Capri, die Insel der Kaiser. Blick von der Tiberiusvilla aus nach Westen.

Hippokrates berühmteste Arzt des Altertums, Galenos von Pergamon, dessen unermessliche Schriften antikes Wissen dem Mittelalter weitergaben, war Arzt des Kaisers Marcus Aurelius (161–180).

Gräber von Ärztinnen aus allen Stadtvierteln Roms

Es war antike Sitte, die Toten immer vor der Stadt, nie in der Stadt zu begraben. Ausnahmen gab es nur für mythische Personen wie den Gründerheros Theseus, dessen Gebeine man auf dem Athener Marktplatz begrub. In Rom bildete die rituelle Stadtgrenze, das *pomerium*, die Grenzmarke. Bestattungen mussten außerhalb dieser Zone stattfinden, weshalb auch beispielsweise die nach Südosten führende Via Appia ihren Charakter als Grabmalsallee erhielt (Abb. 18).

Besonders viele Inschriften von Ärzten wie Ärztinnen finden sich in der Hauptstadt Rom selbst; damit korrigiert sich etwas das archäologische Bild, das man von den Instrumenten bekam, für die es aus Rom nur wenige Funde gibt. Kaiser Augustus hatte die Stadt Rom in 14 Regionen ordnen lassen, die uns heute noch den topografischen Überblick erleichtern. Zwei der Ärztinnen können wir im Stadtbild nicht einordnen, weil die Fundnotizen fehlen. Die Grabinschrift einer Ärztin namens Venuleia Sosis, wohl aus dem 1. Jh., war die Verschlussplatte einer Urnenwand:

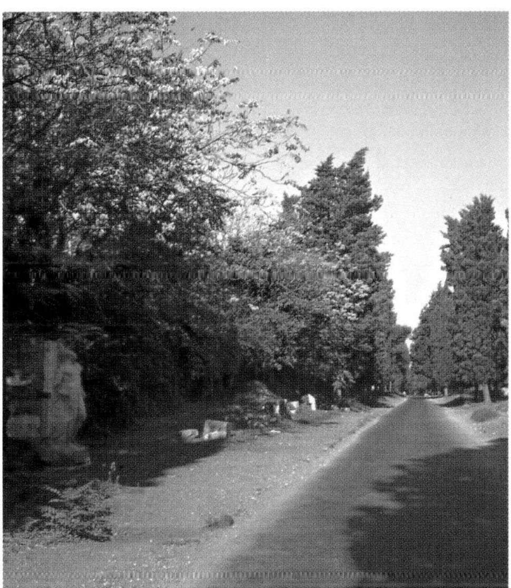

Abb. 18 Gräber an der Via Appia südlich von Rom.

Venuleia Sosis, Freigelassene einer Dame, Ärztin.

Die Römer nannten solche Urnenwände ein *columbarium* (Taubenschlag).

Eine *iatromea* Valeria Calliste erscheint auf einer spätantiken Grabinschrift des 4. Jh.:

Den Totengöttern. Für seine Ehefrau Val(er)ia Calliste, Iatromea von Beruf, hat Caecilius Lysimachus das Grab errichtet.

Das Wort *iatromea* ist eine lateinische Neubildung, zusammengesetzt aus den griechischen Begriffen *iatrós* (Arzt) und *maia* (Hebamme). Gemeint ist eine medizinisch versierte Hebamme, man könnte auch sagen eine ausgebildete Gynäkologin.

Die bekanntesten Gräberstraßen der Hauptstadt liegen an der Via Appia und der Via Latina im Südosten, im Anschluss an die erste und zweite Stadtregion. Von dort her stammen auch die meisten Inschriften, die wir nennen können. Die Ärztinnen Primilla und Melitine waren in Urnenwänden an der Via Appia und der Via Latina begraben (1.–2. Jh.). Während Melitine nur lakonisch als Ärztin eines Appuleius genannt wird, rühmt der Ehemann die verstorbene Ärztin Primilla, wobei er freilich ihre Qualitäten als Ärztin verschweigt, ihre Rolle als Ehefrau hingegen hervorhebt (Abb. 19):

Meiner heiligen Göttin, Primilla, Ärztin, Tochter des Lucius Vibius Melito. Sie lebte 44 Jahre, davon 30 in einer Ehe ohne Streit mit Lucius Cocceius Apthorus. Dieser besorgte das Grab für seine beste, keusche Gattin und für sich.

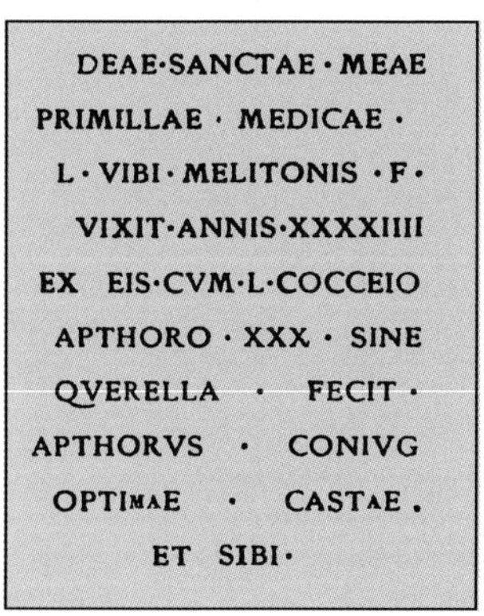
DEAE·SANCTAE·MEAE
PRIMILLAE · MEDICAE ·
L·VIBI·MELITONIS ·F·
VIXIT·ANNIS·XXXXIIII
EX EIS·CVM·L·COCCEIO
APTHORO · XXX · SINE
QVERELLA · FECIT ·
APTHORVS · CONIVG
OPTIMAE · CASTAE .
ET SIBI·

Abb. 19 Rom. Grabinschrift der Ärztin Primilla. Aus Rom, gefunden in der Vigna Amendola an der Via Appia. Marmor. Zeit: 1./2. Jh. Berlin, Staatliche Museen.

An der Via Appia nahe bei Rom, beim Grab der republikanischen Adelsfamilie der Scipionen, fand man die knappe Grabinschrift der Ärztin Iulia Pye aus der frühen Kaiserzeit: „Iulia Pye, Ärztin". Sie trägt den merkwürdigen griechischen Beinamen Pýe, die Eitrige.

Wurde Iulia Pye nur lakonisch mit Namen genannt, so hat man in einer ausführlichen spätantiken Grabinschrift des 4. Jh. die Verdienste der 33 Jahre alten Valeria Verecunda gewürdigt (Abb. 20); das Grab lag im Bereich der heutigen Peterskirche, also im Gelände einer Nekropole auf dem Vatikanhügel:

Den Totengöttern. Für Valeria Berecunda, Iatromea, erste in ihrem Bereich, welche 34 Jahre, neun Monate und 28 Tage lebte. ...

Die Grabinschrift nennt eine *iatromea*, also Hebamme und Ärztin, namens Valeria Verecunda (geschrieben Berecunda). In der Inschrift, die zu einer Grabkammer mit einem Obergeschoss für die Tote gehörte, werden Familienangehörige genannt: ihr Mann Publius Gellius Bitalio (Vitalio), ihre Tochter Valeria Vitalis (Bitalis), ein Bruder Gellius Chresimus und eine Schwester Iulia Chreste. Das Grab, das ein respektabler Bau gewesen sein muss, war auch zukünftigen Nachkommen wie Freigelassenen gewidmet.

An der Via Labicana im Osten Roms fand eine Ärztin ihre Ruhestätte in einem ziegelgedeckten Grabbau. Von ihrem Namen ist nur noch ...zon, erhalten, dazu *medica* als Beruf.

D M
VALERIAE BERECVNDAE IATROMEAE
REGIONIS SVAE PRIMAE · Q·V·ANN · XXXIIII
M · VIIII · D · XXVIII · VALERIA BITALIS · FILIA ·
MATRI·DVLCISSIMAE·ET · P · GELLIVS · BITALIO
COIVGI·SANCTISSIMAE·B·M · F · C · R · ET · SIBI
ET·GELLIO·CHRESIMO·FRATRI·ET·IVLIAE CHRE
STE·SORORI·ET·EGO BITALIO CHRESTEN·S·S
QVEM · VICE · FILIAE · ATTENDO · ET · LIBERIS
EORVM · HOC MONIMENTVM · ET · LOCI SCA
LARE·CVBICVLI SVPERIORIS·F·C·ET·LIB·LIB·Q·
P · T · R · Q · EORVM · PETREI · · BIBAS

Abb. 20 Rom, Grabinschrift der Ärztin Valeria Verecunda. Aus Rom, Vatikan, Bereich der Peterskirche. Marmor. 4. Jh. Rom, Vatikan.

Im Norden Roms mündeten die Straßen von Norditalien wie die Via Flaminia, die Via Salaria und die Via Nomentana in das Stadtgebiet. An der Via Nomentana, unweit der modernen Porta Pia, wurde eine *iatromea* begraben, deren Namen leider abgebrochen ist (Abb. 21). Folgt man diesem Straßenzug stadteinwärts, dann kommt man in das Viertel zwischen dem heutigen Quirinalspalast und dem Trevibrunnen; in dieser Gegend fand man die Grabinschrift der Ärztin Minucia Astte, einer Freigelassenen, mit einem einfachen Text (Abb. 22):

Minucia Astte, Freigelassene einer Dame, Ärztin.

Auf dem anderen Tiberufer lag die 14. Region, die ihren antiken Namen *Trans Tiberim* (jenseits des Tibers) bis heute als Trastevere trägt. In der Nähe der Porta Pancraziana, im Westen auf dem Gianicolohügel, wird in einer Grabinschrift die Ärztin Terentia Prima erwähnt, die eine Freigelassene namens Terentia Nice hatte, also wohlhabend gewesen sein dürfte:

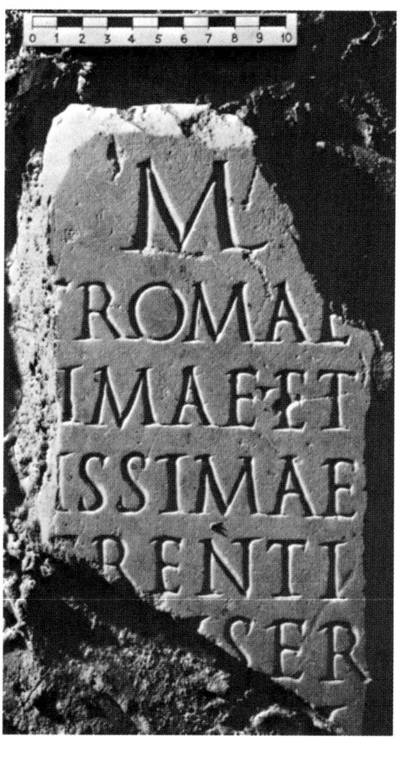

Abb. 21 Rom. Grabinschrift einer Iatromea von der Via Nomentana. Marmor. H. 20 cm. 2. Jh. Rom, Hotel „Villa Florence". Via Nomentana 28.

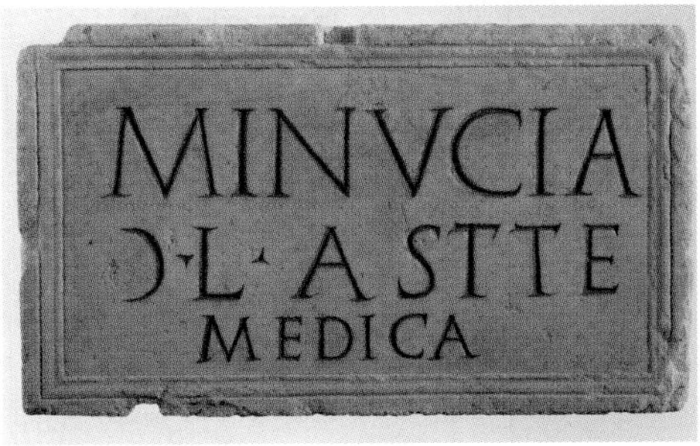

Abb. 22 Grabinschrift der Ärztin Minucia. Aus Rom. Marmor. 1. Jh. Lyon, Musée de la civilisation gallo-romaine.

Für Terentia Nice, Freigelassene der Ärztin Terentia Prima, besorgten Mussius Antiochus und Mussia Dionysia, ihre Kinder, das Grab für ihre Mutter nach Gebühr.

Nach dem Fundort gehörte die Inschrift vermutlich zu einem Grab an der nach Westen führenden Via Aurelia. Unter den Gräbern an der Ausfallstraße zum Hafen Roms bei Ostia befand sich schließlich das Grab einer Hebamme (*maia*) des 4. Jh. namens Iulia Primigenia mit einer ausführlichen Preisinschrift in griechischer Sprache: „Sie hat viele Frauen gerettet."

Insgesamt haben wir 15 Inschriften von Ärztinnen und ärztlich versierten Hebammen aus Rom. Da Gräber mit Instrumentenfunden in der Hauptstadt noch nicht nachgewiesen werden konnten, bilden die Inschriften die einzige Informationsquelle. Bei mehr als 170 Arztinschriften aus Rom liegen die Ärztinnen zwischen 5 und 10 %; ein Ergebnis, welches den Berechnungen reichsweit nicht widerspricht.

Gemeinschaftspraxis beim Überseehafen Roms

Roms Verbindung zur Welt waren die Straßen, aber nicht weniger die Schiffswege. Das Mittelmeer war Roms Meer, *mare nostrum,* unser Meer. Roms Hafen lag neben der Stadt Ostia an der Tibermündung und zum Hafen gehörte die Nekropole, in der noch heute der Grabbau eines Arztehepaares aus dem 2. Jh. steht (Abb. 23).

Dieser Grabbau gehört der Ziegelbauweise und dem Namen Ulpius nach in das 2. Jh. Er ist wie zahlreiche Grabbauten der Nekropole auf der *isola sacra* ein Zeichen für die Wirtschaftsblüte am Hafen Roms (*Portus*). Die Grabinschrift steht über den

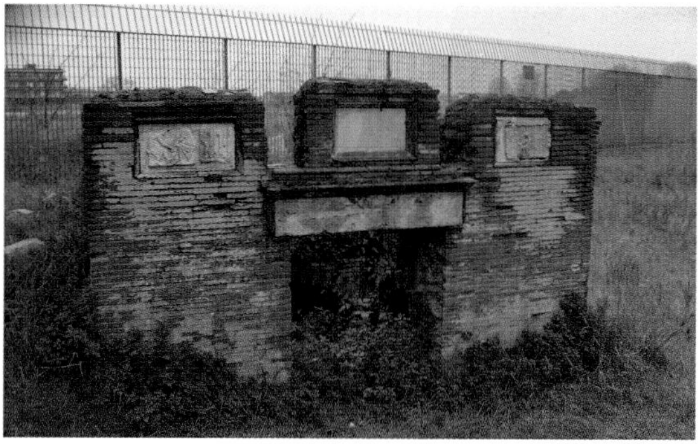

Abb. 23 Grabbau der Frauenärztin Scribonia Attice und des Chirurgen M. Ulpius Amerimnus. Ostia bei Rom; Nekropole auf der Isola Sacra. 2. Jh.

Berufen des Ehepaares, die sich aus den am Grabbau montierten farbigen Tonreliefs ergaben: links vom Eingang (vom Betrachter aus gesehen) ein Aderlass, rechts eine Geburtsszene. Damit ist eine Gemeinschaftspraxis zweier Mediziner erschließbar. Der teure Grabbau, den die Ärztin stiftete, kann zu der Theorie führen, dass sie nicht eine einfache Hebamme (*maia, obstetrix*), sondern eher eine medizinisch versierte Hebamme (*iatromea*) oder eine Frauenärztin (*medica*) war; schließlich hatte Scribonia Attice nach Ausweis des Reliefs eine Assistentin, die ihr bei den Geburten zur Hand ging. In der Inschrift ist ihr Name dominierend groß geschrieben, auch ein Zeichen dafür, dass sie die Hauptrolle in dieser Arztpraxis spielte.

Die Inschrift des Grabbaus über der Tür lautet:

Von diesem Grabmonument sei alles Üble und Böse fern.
Den Totengöttern. Scribonia Attice Amerimna hat (dieses Grab) für sich und für ihren Ehemann Marcus Ulpius Amerimnus, sodann für ihre Mutter Scribonia Gallicha, für Diocles, für ihre Freigelassenen beider Geschlechter und für ihre Nachkommen außer Panaratus und Prosdocia (errichtet). Dieses Grab geht nicht auf die Erben über.

Das Arztrelief zeigt links den sitzenden Chirurgen (Abb. 24). Vor ihm sitzt sein Patient, an dem der Arzt am linken Bein einen Aderlass vornimmt. Der Fuß des Patienten steht in oder über einem Becken, welches das Blut auffangen soll. Das Objekt in der Hand des Chirurgen sieht eher wie ein Schwamm als wie ein Skalpell aus; die gesamte Szene ist jedoch nicht anders als ein Aderlass zu deuten. Rechts hat der Bildhauer ein aufgeklapptes Kästchen mit vier chirurgischen Messern, Skalpellen für den Aderlass, angefügt.

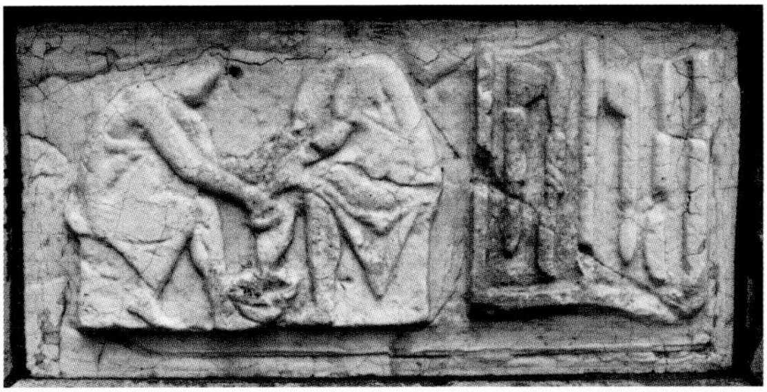

Abb. 24 Aderlass. Relief vom Grabbau der Scribonia Attice und des Marcus Ulpius Amerimnus. Aus Ostia bei Rom; Nekropole auf der Isola Sacra. Ton. H. 29 cm. 2. Jh. Ostia, Museo Archeologico Nazionale Inv. 5203. Kopie des Reliefs am Grabbau.

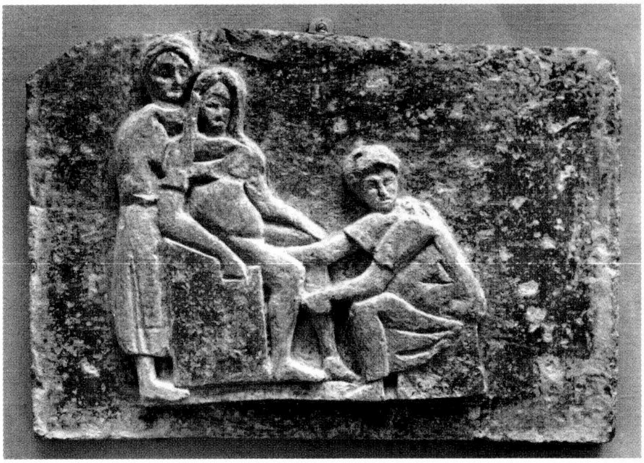

Abb. 25 Geburtsszene. Relief vom Grabbau der Scribonia Attice und M. Ulpius Amerimnus. Aus Ostia bei Rom; Nekropole auf der Isola Sacra. Ostia, Museo Archeologico Nazionale Inv. 5203. Ton. H. 9 cm. 2. Jh.

Im Geburtsrelief (Abb. 25) sitzt die Patientin auf dem Gebärstuhl, eine Assistentin hält die Gebärende in stabiler Lage. Die schwangere Frau ist nackt, die Hebamme hält ihre Beine mit der Linken auseinander und greift mit der Rechten in den Geburtsvorgang ein. Der dem Betrachter zugewandte Kopf der Ärztin könnte signalisieren, dass sie mit der Hand nur nach dem Gefühl vorgeht. Der hier archäologisch nachweisbare Gebärstuhl hatte beiderseits Griffe, an die sich die Patientin klammern konnte.

Die Geburtsszene mit Scribonia Attice als Hauptakteurin ist auch deshalb beachtenswert, weil sie von der Reliefstruktur her sehr modern ist. Der Aderlass ihres Mannes ist noch in traditioneller Manier als Szene gezeichnet, die der Betrachter im Profil sieht. In der Geburtsszene schauen hingegen alle drei Frauen mehr oder weniger direkt den Betrachter an. Diese Frontalität wird sich in der offiziellen, großen Kunst Roms erst in der Spätantike durchsetzen. Dass beide Inhaber einer Gemeinschaftspraxis mit charakteristischen Aktionen nebeneinander abgebildet werden, ist bisher einmalig.

Arzthonorare

Alle Lobpreisungen auf manchen Grabinschriften sollten nicht verdecken, dass auch antike Ärztinnen diesen Beruf ausübten, weil sie Geld verdienen wollten. Kein antiker Autor spricht leider von ihren Honoraren; freilich werden manchmal die Zahlen ihrer männlichen Kollegen erwähnt. Plinius nennt Spitzenhonorare im 1. Jh. in Höhe von 250.000 Sesterzen. Ärzte der römischen Aristokratie wie Cassius, Carpetanus, Arruntius und Rubrius konnten bis zu 30 Millionen Sesterzen hinterlassen. Die Brüder Caius und Lucius Stertinius (Xenophon) bezogen ein Jahreseinkommen von einer halben Million Sesterzen und hinterließen ebenfalls ein Millionenvermögen.

Auch außerhalb Roms konnte man gut verdienen. Der Augenarzt Publius Decimius Merula aus Assisi zählt auf seinem Grabstein auf, dass er 800.000 Sesterzen hinterließ, für eine kleine Provinzstadt des mittleren 2. Jh. eine große Summe. Aber wir erfahren noch mehr: Als Sklave konnte er sich selbst für 50.000 Sesterzen freikaufen. In Assisi stiftete er Geld für ein Kaiserkultkollegium, für Statuen im Herculestempel und für Straßenpflasterungen. Alles wird mit genauen Summen aufgerechnet.

Wenig überraschend ist es freilich, dass die Rennfahrer im Circus fabelhaftere Gagen bezogen. Einer der erfolgreichsten Rennfahrer des Altertums, der aus Spanien stammende Caius Apuleius Diocles, starb um die Mitte des 2. Jh. Seine Grabinschrift verrät, dass er 4.257 Rennen mit der Quadriga fuhr und dass er davon 1.462 gewann. Er siegte also bei jedem dritten Rennen. Als er sich mit 42 Jahren zur Ruhe setzte (er hatte mit 18 Jahren angefangen), addierten sich seine Preisgelder aus 24 Jahren Aktivität auf 35,8 Millionen Sesterzen, was vor der Inflation des 3. Jh. eine Riesensumme war. Im Durchschnitt hatte Diocles damit jedes Jahr ungefähr anderthalb Millionen Sesterzen verdient. Den Verdienst von Sport- und Schaugeschäftsgrößen dieser Art dürfte kein Arzt je erreicht haben, auch nicht am Hofe des Kaisers.

Indirekt kann man die Einkünfte eines Arztes aus der Größe seines Grabes erschließen. Schon die beiden Ärzte der frühesten Doppelpraxis in Rom, die wir kennen, Naevius und Naevia, hatten eine Grabanlage von ca. 3,50 m Straßenbreite und 4,80 m Tiefe (Abb. 11). Das Grab des stadtrömischen Augenarztes Marcus Iulius Secundus aus der frühen Kaiserzeit hielt sich mit ca. 4,20 x 4,20 m in demselben Rahmen. Waren diese Gräber schon nicht klein, so demonstriert das Grab eines weiteren Augenarztes aus Rom den wirtschaftlichen Erfolg einmal mehr: Ein Cnaeus Domitius Demetrius leistete sich eine quadratische Grabanlage von ca. 10 m Straßenbreite und ebensolcher Tiefe.

Die Honorarfragen wurden immer völlig frei ausgehandelt. Es ist also müßig zu fragen, ob die Ärztinnen gleichen Lohn für gleiche Arbeit erhielten, um das moderne Schlagwort zu zitieren. Auch die Männer konnten sich auf keine ärztlichen Tarife berufen.

Heilmasseurinnen

Das Leben in einer Großstadt von vermutlich 800.000 Einwohnern führte auch zu einer Differenzierung der Frauenberufe, die mit Medizin und Gesundheit zusammenhingen. Neben der Ärztin *(medica)*, der Ärztin und Geburtshelferin (*iatromea*) und der reinen Hebamme (*maia, obstetrix*) begegnet uns schon in der frühen Kaiserzeit der Beruf der Heilmasseurin (*tractatrix*; Bearbeiterin). Sie findet man als Berufsbezeichnung fast nie auf Inschriften, wohl aber in Notizen bei Schriftstellern wie dem Philosophen und Staatsmann Seneca oder dem Satiriker Martial.

Der Masseurinberuf hing mit dem Wandel der Badesitten in der frühen Kaiserzeit zusammen. Durch die glänzende Frischwasserversorgung Roms bereits in der Republik und noch mehr in der frühen Kaiserzeit schossen in der Hauptstadt private und öffentliche Bäder in enormer Zahl aus dem Boden. Mit den Thermen des Nero und des Titus entstanden die ersten vom Herrscher für das Volk gebauten Großbäder und im Laufe des 1. und 2. Jh. änderten sich entsprechend die Badesitten in Rom. Aus dem notwendigen Besuch einer Anstalt zur Reinigung des Körpers wurde ein Freizeiterlebnis. Die Thermen hatten sich in eine breit gefächerte Unterhaltungswelt verwandelt. Die Thermen Kaiser Traians (98–117) waren der Prototyp der gigantischen Kaiserthermen, die man ähnlich wie die späteren Caracalla- und Diocletiansthermen aufsuchen konnte, ohne baden zu müssen. Das Angebot an Gärten, Wandelhallen, Bibliotheken, Sportmöglichkeiten und Hörsälen war um den zentralen Badetrakt herum angeordnet, den man gar nicht zu betreten brauchte, um Unterhaltung zu finden.

Man kann die römischen Thermen im weiteren Sinne als einen Teil der römischen Gesundheitsfürsorge ansehen. Im konkreten Falle waren sie es auch deswegen, weil sie den Ärzten manchmal Operationsmöglichkeiten in guter Umgebung boten.

Das Thermenwesen förderte aber auch einen speziell römischen Berufsstand, den des Heilmasseurs (*iatraliptes*), dem man in der Epoche des Aufschwungs der römischen Thermen im 1. Jh. begegnet. Der jedem medizinischen Fortschritt skeptisch gegenüberstehende ältere Plinius, der Enzyklopädist, hielt das Ganze für Geldschneiderei; offensichtlich war der Beruf erfolgreich. Ein anderer Enzyklopädist, Aulus Cornelius Celsus, schrieb etwas früher als Plinius in der Zeit des Kaisers Tiberius (14–37). Von seinen sechs Bänden ist der über die Medizin erhalten. Für Celsus war der *iatralipta* neben dem *medicus* ein ehrenwerter medizinischer Beruf. Auch der Heilmasseur war also ein medizinisches Element neben dem in den Thermen ambulant operierenden Chirurgen und nichts hindert uns, seine weibliche Kollegin, die *tractatrix*, ebenso einzuschätzen.

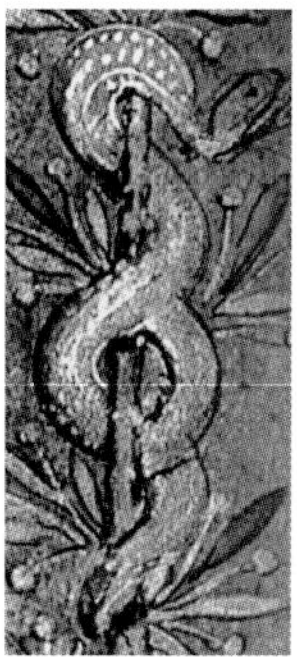

Ärztinnen reichsweit

Metropolen des Westens in Nordafrika, Spanien und Gallien

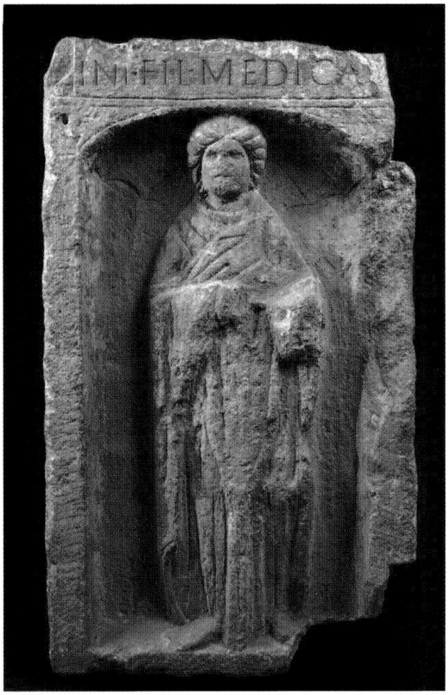

Abb. 26a Grabstein einer Ärztin aus Metz, Lothringen, Frankreich. Sandstein. H. 1,09 m. 1.–2. Jh. Metz, La Cour d'Or, Musées de Metz.

Als die Römer die von den Kelten bewohnten Gebiete in Süddeutschland, Frankreich und Britannien erobert hatten, begann ein Prozess der Romanisierung. Die Veränderung des Lebens umfasste neben der Annahme der lateinischen Sprache als neuer Umgangssprache vor allem das Leben in den Städten. Für die Zeitgenossen waren die neuen festen Straßen, die Städte und die technischen Bauten wie Brücken, Viadukte und Aquädukte wohl das Staunenswerteste; dies sind heute noch Ruinen, die uns beeindrucken.

Aus den neuen Städten des nun römischen Galliens erreichen uns prompt auch Nachrichten über Ärztinnen aus Städten wie Metz, Lyon und Nîmes. Diese liegen auch bezeichnenderweise auf der großen Achse, welche von Marseille und Arles am Mittelmeer nordwärts bis nach Trier, Mainz und Köln führte.

Bevor Trier Hauptstadt der Provinz Belgisch-Gallien *(Gallia Belgica)* wurde, war dies die Rolle der Stadt Mediomatricum, des heutigen Metz in Lothringen. Dort wirkte im späten 1. Jh. eine Ärztin, die auf ihrem leider beschädigten Grabstein würdevoll gekleidet abgebildet ist (Abb. 26a); nur noch die Berufsbezeichnung *medica* (Ärztin) ist zu entziffern; der Name ist leider nicht mehr erhalten. Man kann nur noch lesen:

... Tochter eines -inus, Ärztin.

Die Ärztin ist stehend mit einem Kästchen dargestellt. Das Stück gehört zu den am häufigsten abgebildeten Zeugnissen für Ärztinnen im Altertum. Da es sich um ein Werk des späten 1. bis frühen 2. Jh. handelt, ist der Grabstein auch ein Zeugnis für die rasche Verbreitung des Berufs der Ärztin im Nordwesten des Reiches. Das Kästchen ist nicht das kleine metallene Arzneikästchen mit Schiebedeckel, welches häufig auch in Arztgräbern gefunden wurde (Abb. 26b), sondern ein größeres für Instrumente und andere Utensilien.

Lugdunum (Lyon) wurde unter den Römern zur größten Stadt Galliens, zu einer wahren Metropole, die zu den ersten fünf Großstädten des Reiches zählte. Die südlich gelegenen Städte Vienne (Vienna), Nîmes (Nemausus) und Arles (Arelate) waren seit der späten Republik römisch und in der frühen Kaiserzeit längst romanisiert. Es verwundert deshalb nicht, dass uns in Nîmes eine Ärztin Flavia Hedone aus dem späten 1. Jh. begegnet, die in ihrer lakonischen Grabinschrift schlicht als *medica* bezeichnet wird.

In Lyon (Lugdunum), der Hauptstadt Galliens, dürfen wir mit vielen Ärzten und Pharmazeuten rechnen. Einen davon kennen wir aus seinem Grabinventar, einen anonymen Pharmazeuten der Jahre gegen 200, der eine Kollektion seiner Augenmedikamente (*kollyria*) mit in sein Grab nahm. Aufschlussreich ist eine schwere, monumentale Bauinschrift (Abb. 27) mit dem Namen der Ärztin Metilia Donata. Sie war sicher sehr wohlhabend, denn sie finanzierte in Lyon aus eigenen Mitteln einen Bau.

Metilia Donata, Ärztin, hat (diesen Bau) aus eigenem Vermögen gestiftet; der Baugrund wurde durch Beschluss der Decurionen bereitgestellt.

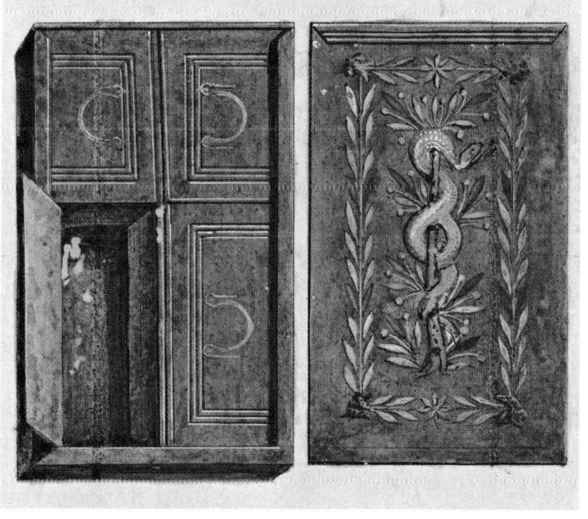

Abb. 26b Äskulapnatter im Lorbeerstrauch. Symbole der beiden Heilgötter Apollo (Lorbeer) und Asklepios-Aesculapius (Schlange). Arzneikästchen aus dem Rhein bei Mainz. Bronze mit Einlagen von Silber und Kupfer. Der Deckel maß 15,2 x 8,5 cm. 1./2. Jh. Im Zweiten Weltkrieg zerstört.

Die Architektur muss von beträchtlicher Größe gewesen sein. Die in der Inschrift in der Formularabkürzung LDDD erwähnte Zuteilung des Baulandes durch die Stadtbehörden spricht für einen Bau von öffentlichem Interesse, beispielsweise einen Tempel oder einen Bau am Forum. Ob sie ihr Vermögen verdiente oder erbte, weiß man nicht; das Leben in der Metropole Lyon bot jedenfalls auch für große Arzthonorare den richtigen Rahmen. Wohltätigkeit war schon für griechische Frauen ein bewährtes Mittel, außerhalb der ihnen verwehrten Ämter die Anerkennung der Gesellschaft zu erreichen. Dies hat sich in der Zeit der Römer fortgesetzt.

In Nordafrika war das wiederaufgebaute Karthago zur Hauptstadt der Provinz Afrika (*Africa procansularis*) geworden. Aus einer der dortigen Nekropolen kennt man einige Ärzte, aber auch die Ärztin Asyllia Polla, die ein Alter von 65 Jahren erreichte (Abb. 28).

Asyllia Polla, Tochter des Lucius, Ärztin, ruht hier. Sie wurde 65 Jahre alt. Ihr Freigelassener Euscius hat das Grab auf eigene Kosten errichtet.

Ihr Grab finanzierte ihr eigener Freigelassener Euscius, der also auch beruflichen Erfolg gehabt haben muss. Asyllia Polla lebte in der Mitte des 1. Jh., noch in der frühen Kaiserzeit.

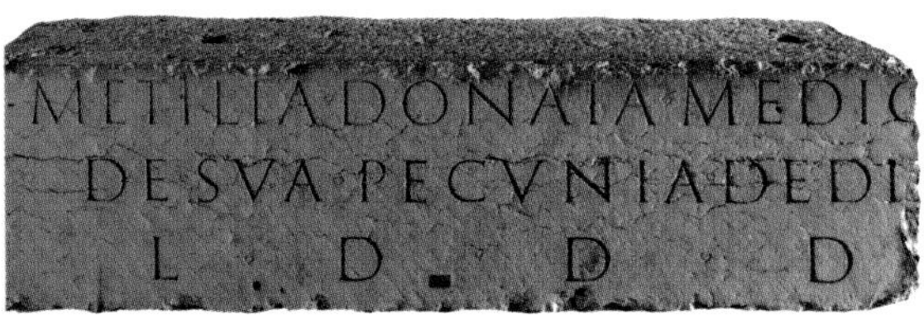

Abb. 27 Bauinschrift der Ärztin Metilia Donata. Aus Lyon (Lugdunum), Frankreich. Kalkstein. H. 77 cm. Br. 232 cm. 2. Jh. Lyon, Musée de la civilization gallo-romaine.

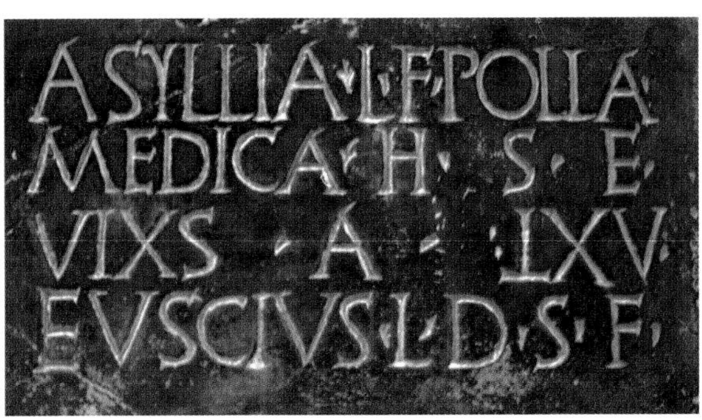

Abb. 28 Grabinschrift der Ärztin Asyllia Polla. Aus Karthago, Tunesien. 1. Jh. Karthago, Nationalmuseum. Kopie Museo della Civiltà Romana, Rom.

Zu den großen Städten des römischen Spaniens zählte die Hauptstadt der Provinz Hispania Lusitania, Mérida (*Augusta Emerita*). Die dort beheimatete Ärztin Iulia Saturnina nennt man in ihrer Grabinschrift *medica optima,* eine exzellente Ärztin (Abb. 29).

Den Totengöttern geweiht.
Für Iulia Saturnina, 45 Jahre alt, der unvergleichlichen Ehefrau, der besten Ärztin, der wunderbaren Frau: Ihr Ehemann Cassius Philippus für ihre Verdienste. Sie ruht hier. Die Erde möge Dir leicht sein.

Der Grabaltar trägt die Inschrift auf der Vorderseite und das Relief eines Wickelkindes auf der Rückseite. Die als ausgezeichnet gerühmte Ärztin Iulia Saturnina dürfte deshalb vor allem in der Gynäkologie und der Geburtshilfe tätig gewesen sein.

In Tarragona wurde vermutlich im 2. Jh. eine Ärztin begraben, deren inzwischen verschollene Inschrift lautete:

Für Iulia Quintiana, der Ärztin, der liebsten Tochter, und für sich selbst hat ihre Mutter das Grabmal errichtet.

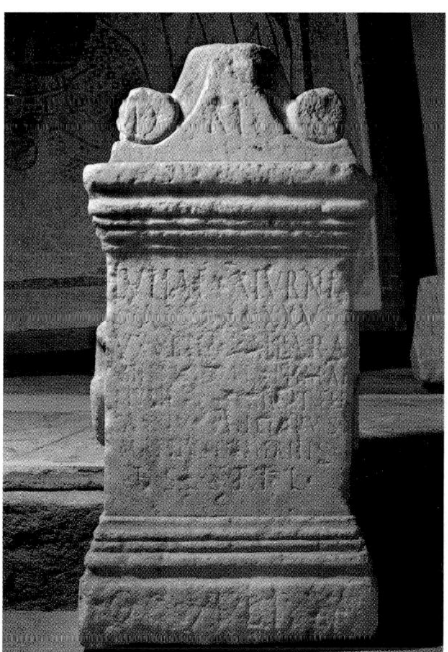

Die Berufsangabe der Iulia Quintiana aus Tarragona kann man als *clinica (= medica clinica)* lesen, obwohl das Wort auf der Inschrift schlecht überliefert ist; ähnlich wird ein Arzt namens Tiberius Claudius Diogenes aus Salerno als *medicus clinicus* bezeichnet. *Clinice (griech. kliniké sc. téchne)* war die Bezeichnung für die Wissenschaft des Arztes am Krankenbett. Tarragona, die *Colonia Iulia Urbs Triumphalis Tarraco,* war Hauptstadt der Provinz Hispania Tarraconensis und die Stadt ersten Ranges auf der

Abb. 29 Grabaltar der Ärztin Iulia Saturnina aus Augusta Emerita (Mérida) in Spanien. Vorderseite mit Inschrift. 2. Jh. Marmor. Mérida, Nationalmuseum.

iberischen Halbinsel. Aus Tarragona ist auch für die mittlere Kaiserzeit ein Arzt durch seine Grabinschrift bekannt: Tiberius Claudius Apollinaris erscheint dabei als *artis medicinae doctissimus*, als hochgelehrter Arzt.

Im Schatten der Armee: Zwei Ärztinnen an Aare und Neckar

Das Machtmittel der römischen Expansion war die Armee, für deren Wohl seit Augustus ein eigenes Gesundheitssystem arbeitete, das einzige öffentliche System dieser Art im Römischen Reich.

Zwei Gräber aus Vindonissa und Heidelberg lagen in engster Nähe zu Militärstützpunkten und konnten durch die moderne Bestimmung der Aschenreste als weiblich klassifiziert werden. Beide Gräber hätte man noch vor einigen Jahrzehnten als Männergräber bezeichnet und die Nähe zum Militär hätte diese Theorie sehr glaubwürdig aussehen lassen. Im Legionsstandort Vindonissa (Windisch), gelegen zwischen den Flüssen Aare und Reuss im schweizerischen Aargau, war um 50 die 21. Legion stationiert. Damals starb dort eine junge Frau und wurde zusammen mit ihrem dreijährigen Kind in einem Brandgrab bestattet (Abb. 30). Sie hatte Gläser und Keramiken im Grabe, vor allem aber zwei Skalpelle, welche sie als Ärztin ausweisen. Münzen des Augustus und des Caligula (37–41) erlauben es, das Grab um die Jahrhundertmitte anzusetzen. Ihr früher Tod und der Tod ihres kleinen Kindes weisen auf einen Unfall oder eine Epidemie hin. Es ist die erste Ärztin aus dem Weichbild eines Legionslagers. Die Truppe hatte ihre eigenen Ärzte, doch lebten um die Militärstützpunkte viele Zivilisten.

Die Versorgung der Zivilsiedlung neben dem Militärstützpunkt war auch die Aufgabe der Ärztin von Heidelberg-Neuen-

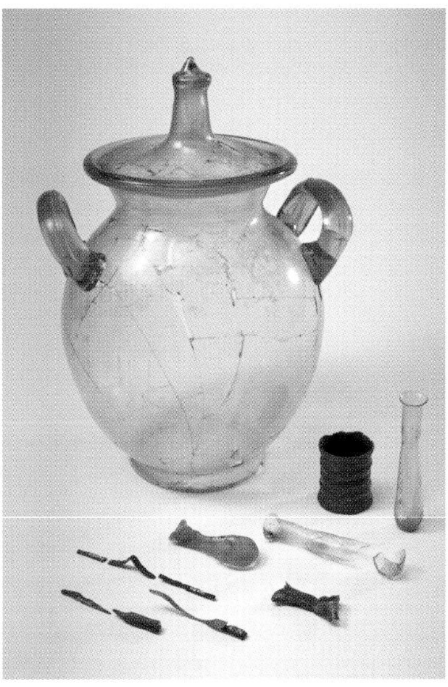

Abb. 30 Vindonissa Ärztinnengrab 98-1. Ausschnitt aus dem Gesamtinventar. Von hinten nach vorne: Große Glasurne, Bronzepyxis, vier Glasbalsamarien, auseinandergebogene Pinzette und zwei Skalpellgriffe. Um 50 n. Chr. Brugg, Vindonissamuseum.

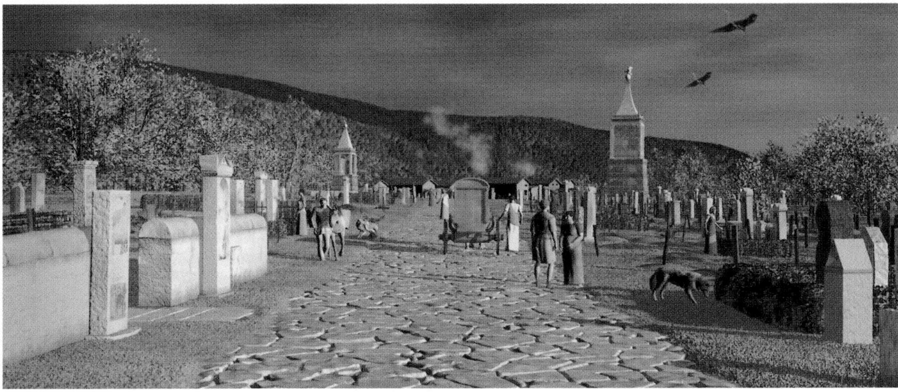

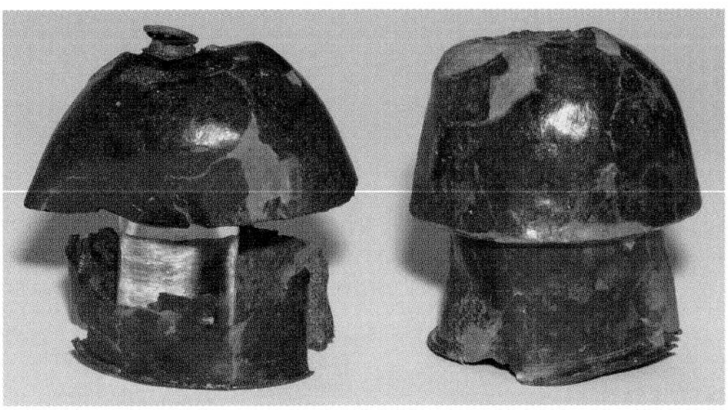

Abb. 31 Die Gräberstraße von Heidelberg-Neuenheim im 2. Jh. Rekonstruktion.

Abb. 32 Heidelberg-Neuenheim. Ärztinnengrab. Zwei Schröpfköpfe, Bronze. 100–150 n. Chr.

heim, die im 2. Jh. an der dortigen Gräberstraße in einem Brandgrab bestattet wurde (Abb. 31). Die beiden Metallschröpfköpfe in ihrem Grab (Abb. 32) kennzeichnen sie als Ärztin. In den Resten ihres Scheiterhaufens fand man die Knochen eines zierlichen Hündchens und eine Münze Kaiser Traians von 99/100. Im Neuenheimer Kastell war im 2. Jh. eine Hilfstruppenkohorte aus der Cyrenaica (Nordafrika) stationiert. Kohorten von 480 Mann Sollstärke hatten jeweils einen Militärarzt. Wenn dieser ausfiel, haben die Soldaten vermutlich gerne auch die Dienste einer zivilen Ärztin in Anspruch genommen. Die Heidelberger Ärztin wurde nicht älter als 35 Jahre.

Ärztinnen in den Westprovinzen – Städte und flaches Land

Italien, das römische Zentralland, hatte bis in die zweite Hälfte des 1. Jh. im Westen eine wirtschaftlich dominierende Rolle gespielt. Seit dem 2. Jh. bestimmten die nordwestlichen Provinzen des Reiches immer stärker das Wirtschaftsgeschehen; vor allem in Gallien blühten Landwirtschaft und Gewerbe zusehends auf. Dennoch bleibt

Italien als Produktionsort von Luxusgütern ebenso wie als politisches Zentrum weiterhin wichtig. Erst mit der Reichskrise des 3. Jh. und mit der Verlagerung der Residenzen seit den Jahren um 300 erfolgte Italiens endgültiger politischer Abstieg.

Die bisher bekannten Ärztinnen aus Italien außerhalb von Rom und Ostia verteilen sich auf Plätze im Süden (Capua, Capri), auf eine Provinzstadt nahe der Adriaküste bei Ancona (Osimo) und eine Stadt in Norditalien (Verona), wobei das nördliche Italien mit der Poebene als Zentrum für die Römer nicht zu Italien gehörte, sondern das cisalpine Gallien (*Gallia cisalpina)* war.

In die Provinz Italiens führt uns eine Inschrift aus Auximum, dem heutigen Osimo, südlich von Ancona auf hohem Bergrücken gelegen. Der Grabstein (Abb. 33, 34) verkündet:

Den Totengöttern. Für Iulia Sabina, Freigelassene des Quintus, Ärztin, hat Quintus Iulius Atimetus für seine Frau das Grab nach Gebühr errichtet.

Die Ärztin Iulia Sabina und ihr Mann Iulius Atimetus, der den Grabstein setzte, waren beide Freigelassene und gehörten damit zu einer bei den Ärzten oft vertretenen sozialen Schicht. Das Grabmal der Iulia Sabina zeugt von solidem Wohlstand.

Nordafrika war unter den lateinischen Provinzen des Westens eine wirtschaftliche Macht, denn die nordafrikanischen Getreidedomänen waren für Italiens Lebensmittelversorgung wichtig. Nordafrika war außerdem stark urbanisiert. Es passt zu diesem Bild, das man aus Nordafrika über 20 Arztinschriften kennt, darunter auch Hinweise auf Ärztinnen. Die Ärztin Asyllia Polla (Abb. 28) vertritt dabei die Hauptstadt Karthago. Im Hinterland

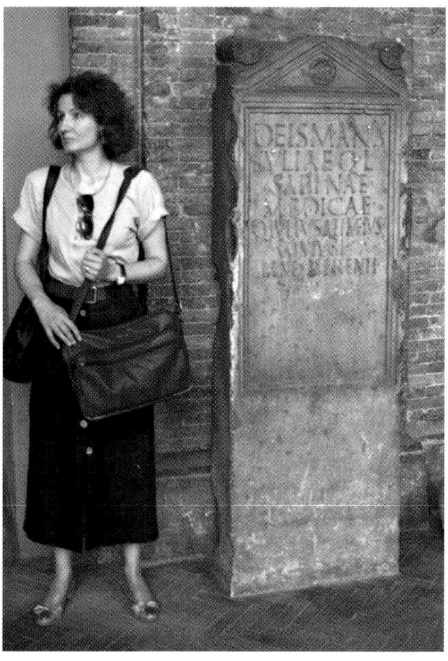

Abb. 33 Osimo. Grabstein der Ärztin Iulia Sabina. Kalkstein. H. 1,90 m. 2. Jh. Osimo, Palazzo Municipale.

Karthagos, in Avitta Bibba (Bu Ftis in Tunesien), praktizierte im 3. Jh. eine Ärztin namens Geminia; ihre Grabinschrift nennt sie *salus omnium* (unser aller Heil). Ein Arzt namens Faustus betrieb im 2. Jh. in Thubursicum Numidarum (Khamissa, Algerien) mit der Ehefrau und Hebamme *(obstetrix)* Irene eine Gemeinschaftspraxis. Jede Arztinschrift aus Nordafrika ist ein willkommenes Zeugnis, da Nordafrika auf dem Feld der Grabinventare mit ärztlichen Instrumenten und Utensilien eine fundleere Zone ist; dies ist sicherlich ein Ausdruck der oft desolaten archäologischen Bodendenkmalpflege und nicht unbedingt eine Aussage über die antike Situation.

Spanien war in der Republik das Goldland der Römer und ist es seit Augustus auch noch für ein Jahrhundert geblieben. Die Edelmetallminen des Nordwestens (Kantabrien) und des Südens (Andalusien) waren ein Pfeiler der römischen Geldwirtschaft. Die über ein Dutzend Arztzeugnisse aus Spanien konzentrieren sich auf das Zentrum, den Süden und den Osten. Große Städte wie Tarragona, Mérida und Córdoba sind vertreten; aus dem weniger urbanisierten Norden stammt hingegen nur eine Inschrift, die der Ärztin Ambata aus Lara de los Infantes (Burgos):

Für die Ärztin Ambata, Tochter des Placidus, 75 Jahre alt.

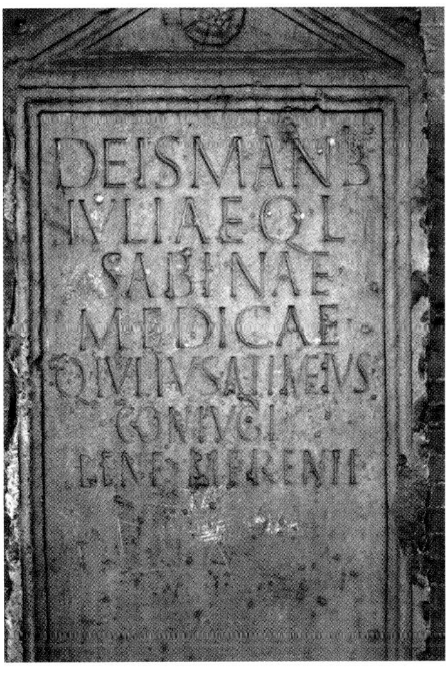

Der Fundort liegt nördlich des Oberlaufes des Duero in Kastilien. Der einheimische Name Ambata ist in der dortigen Gegend sehr häufig. Der Grabstein gehört in die frühe Kaiserzeit und bezeugt die ärztliche Präsenz in einem abgelegenen Gebiet Nordspaniens.

Im Jahre 25 v. Chr. gründete Augustus die Veteranenkolonie *Augusta Emerita* (Mérida), in der anderthalb Jahrhunderte später die Ärztin Iulia Saturnina lebte (s.o. Abb. 29). Vermutlich noch während

Abb. 34 Osimo. Grabstein der Ärztin Iulia Sabina. Kalkstein. Inschrift. 2. Jh. Osimo, Palazzo Municipale.

Augustus die spanischen Verhältnisse neu ordnete oder nur wenig später arbeitete in Südspanien eine Chirurgin, die wir nur durch ihre Grabbeigaben kennen (Abb. 35, 36). Der Fundort ist angeblich Südspanien, doch sind das nicht nachprüfbare Angaben des ehemaligen Besitzers dieser Funde. Der Süden und Südosten Spaniens umfasste die Provinzen Hispania Baetica und Hispania Tarraconensis.

Die Tote wurde wahrscheinlich in einem Brandgrab bestattet, doch hat man die Beigaben unversehrt in das Grab gelegt; Feuerspuren eines Scheiterhaufens und entsprechende Beschädigungen sind nicht zu erkennen. Der Bezug auf eine Frau ergibt sich aus der Beigabe eines Armrings, eines Spiegels und einer Gewandspange (Fibel) (Abb. 36). Diese Objekte können in dieser Zusammensetzung nur aus einem Frauengrab stammen. Den Beruf der Spanierin als Ärztin und Chirurgin verraten die Instrumente: ein Skalpellgriff aus Eisen, eine Ohrsonde, ein Sondenfragment und eine Nadel, alles aus Bronze, sowie eine Salbenreibplatte aus Marmor (Abb. 35).

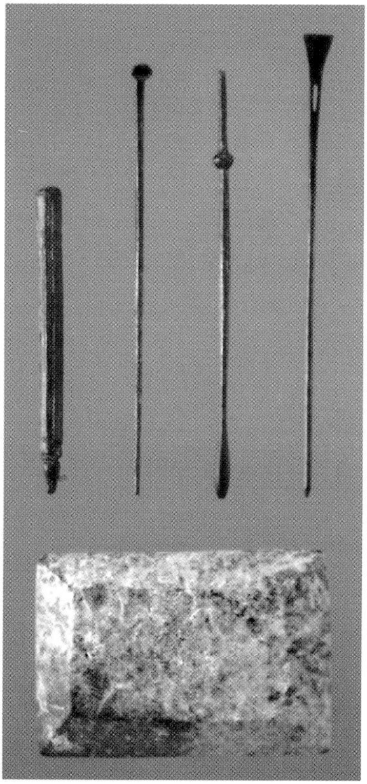

Abb. 35 Die erste Chirurgin der Geschichte: Grabbeigaben aus einem Grab aus Südspanien. Um Christi Geburt. Salbenreibplatte und vier Instrumente, darunter ein Skalpellgriff (oben links). Mainz, Römisch-Germanisches Zentralmuseum.

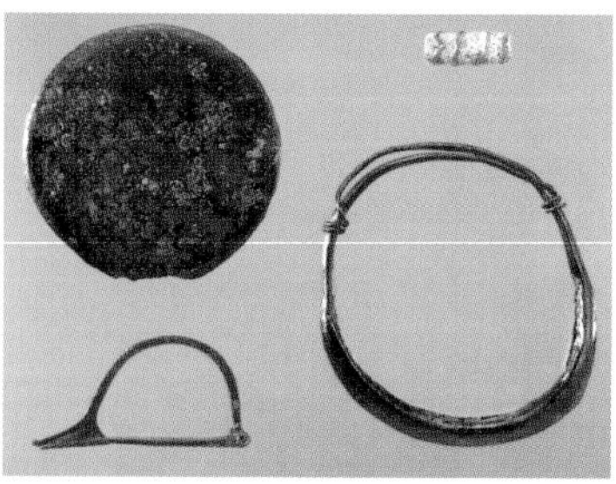

Abb. 36 Die Grabbeigaben aus dem Grab einer Ärztin aus Südspanien. Um Christi Geburt. Spiegel, Fibel, Armreif und Amulett. Mainz, Römisch-Germanisches Zentralmuseum.

Die Ärztin aus Südspanien ist die erste nachweisbare Chirurgin der Geschichte. Sie lebte in den Jahren um Christi Geburt, sie muss jedoch weder aus Spanien stammen noch dort immer gearbeitet haben. Das Indiz hierfür ist ihr Kästchen, welches sich aus den Beschlägen als ovales Reisekästchen mit Kettchen zum Aufhängen rekonstruieren ließ (Abb. 37). Die Fundorte dieser Kästchen liegen im Mittelmeergebiet, zwischen Spanien und Westkleinasien. Die meisten sind direkt an der Küste oder auf Inseln gefunden worden, beispielsweise auf Ischia, Lipari und Kreta. Vermutlich waren diese Trage- und Aufhängekästchen für Reisende und besonders für Seereisende sehr gut geeignet: Wegen ihrer ovalen Form wurden die Kästchen bei rauem Seegang nicht so schnell beschädigt.

Die fünf gallischen Provinzen umfassten schon seit dem 2. Jh. v. Chr. Norditalien (*Gallia cisalpina*) und die *Gallia Narbonensis* (Provence), seit Caesar auch das keltische Kernland in Frankreich und Belgien (*Gallia Aquitania, Gallia Lugdunensis, Gallia Belgica*). Gallien war ein wirtschaftlich reiches, dabei aber ausgeglichenes Gebiet. Gewerbe, Bodenschätze und Landwirtschaft hielten sich durchgehend auf einem gehobenen Niveau. Die Gallischen Provinzen dürfen deshalb als ein wirtschaftlich autarker Raum gelten.

Die Romanisierung setzte in Norditalien und in der Provence sehr früh ein. Dies zeigt sich auch in der Inschrift aus der Stadt Verona; dort praktizierte in der frühen Kaiserzeit eine Ärztin, Sentia Elis.

Caius Cornelius Meliboeus für sich und für seine Ehefrau Sentia Elis, Ärztin. Und für Sentia Aste.

Der Stifter nennt seine Ehefrau, die Ärztin Sentia Elis, seine *contubernalis*, was heißt, dass die beiden schon als Sklaven vor ihrer Freilassung heirateten. Einige altertümliche Schreibweisen verraten, dass Sentia Elis in

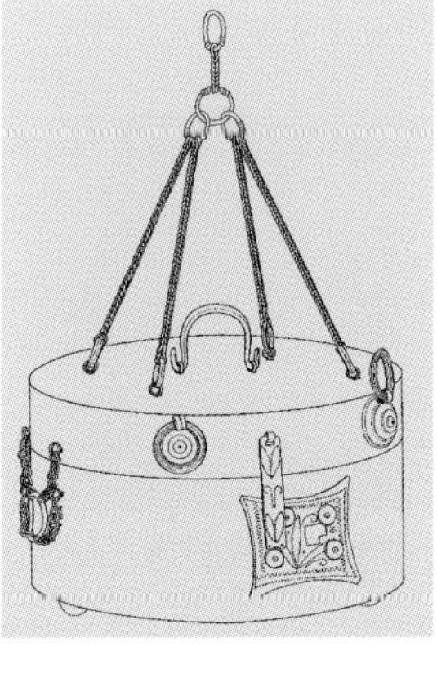

Abb. 37 Grab einer römischen Ärztin aus Südspanien. Kästchen, zeichnerische Rekonstruktion. Um Christi Geburt.

der frühen Kaiserzeit lebte. Die Inschrift ist eines der ältesten Zeugnisse für eine Ärztin in einer römischen Provinz.

In Gallien liegen die meisten Funde von Arztinschriften auf und nahe der großen Süd-Nord-Achse, welche von Arles über Lyon und Autun nach Metz und Trier verlief. Die beiden Zeugnisse für Ärztinnen aus Nîmes (*Nemausus*) und Lyon (*Lugdunum*) passen in dieses Bild. Gallien war aber auch das Land reicher Heilquellen, was uns die Kurortärzte in Erinnerung bringt. Eine solche Kurortärztin wirkte in Bourbonne-les-Bains, südlich von Metz.

Die römischen Ärzte verordneten Badekuren wie auch Trinkkuren mit Mineralwasser ebenso wie in Ausnahmefällen sogar mit Meerwasser. Zahlreich waren im Römischen Reich die Orte mit Thermalquellen und Mineralquellen, die man kannte und nutzte. Allein aus dem kaiserzeitlichen Italien kann man die Namen von 35 Thermalquellen aufzählen. Orte in den Provinzen schließen sich an, von Nordafrika über Spanien und Gallien bis Britannien, von Griechenland über Kleinasien bis Palästina. In all diesen Kurorten ist mit der Präsenz von Ärzten zu rechnen. Inschriftlich lässt sich hier nur der Votivaltar der Ärztin Sextilia an Borvo und Damona nennen, den man in Bourbonne-les-Bains, Haute-Marne, Frankreich fand (Abb. 38).

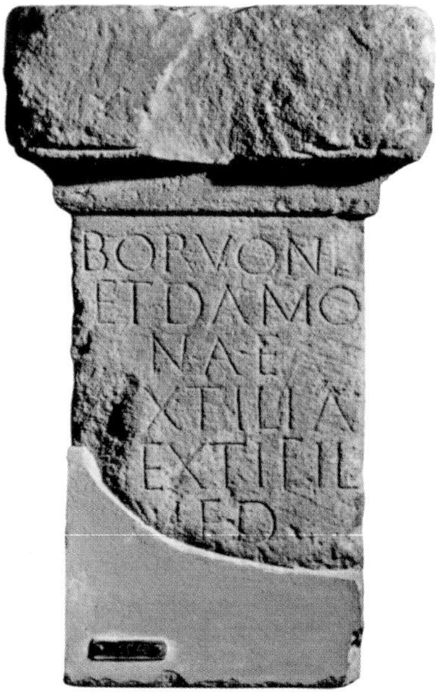

Die Inschrift nennt eine Weihung an Borvo und Damona, von der Ärztin Sextilia, Tochter des Sextus. Die Abkürzung MED in Zeile 6 wurde auch als *mediomatrica* gelesen (Frau aus dem Gebiet der Mediomatriker, also der Region um Metz in Lothringen). Die Auflösung als *medica* ist aber wahrscheinlicher, zumal Bourbonne-les-Bains schon in römischer Zeit ein bekannter Kur-

Abb. 38 Bourbonne-les-Bains, Frankreich. Weihinschrift der Sextilia an die Götter Borvo und Damona. Sandstein. H. 52 cm. 1.–2. Jh. Saint-Germain-en-Laye, Musée d'Archéologie Nationale 61040.

ort gewesen ist. Unter den Quellen mit Jodgehalt ist Bourbonne-les-Bains mit einer Thermalquelle von 66°C hervorzuheben; der Ort zählt auch zu den radiumhaltigen Mischquellen. In Bourbonne-les-Bains, dessen Name auf den keltischen Quellengott Borvo zurückgeht, fand man mindestens 4.700 römische Münzen als Opfer der Besucher an die Götter des Heilwassers.

Die gesamte Atlantikküste zwischen dem Golf von Biscaya und dem Ärmelkanal hat an Arztinschriften nur zwei Funde aus Bordeaux (*Burdigala*) aufzuweisen, die eines Arztes namens Flavius Pollianus Eburius und eines zweiten Arztes, dessen Name nicht mehr lesbar ist. Nördlich von Bordeaux, an der Atlantikküste der Vendée, führt uns das Grab einer Augenärztin an einen entlegenen Ort. In Saint-Médard-des-Prés, Gem. Fontenay-le-Comte, hat man kurz vor der Mitte des 19. Jh. ein reich ausgestattetes Grab mit einem zierlichen Frauenskelett gefunden. Der Fundort liegt in der römischen Provinz Gallia Aquitania abseits größerer Siedlungen (Abb. 39).

Grundlage sind die Beschreibungen Benjamin Fillons, dessen Grabskizzen allerdings schematisch sind und von dem etliche Angaben inzwischen sehr kritisch gesehen werden. Um den wichtigsten Punkt voranzustellen: Das zierliche, nur 1,53 m messende Skelett, wurde laut Fillon von zwei Ärzten, denen ein moderner Bearbeiter die Kompetenz absprach, als weiblich klassifiziert (das Skelett ist leider nicht mehr vorhanden, wie so oft bei solch alten Funden). Einer war Allgemeinarzt, der andere *aliéniste*, heute mit Psychiater, damals etwas gröber als Irrenarzt zu übersetzen. Es ist aber erlaubt, bei der Bezeichnung Frauenskelett zu bleiben, weil die Beteiligten vielleicht nicht die Normen moderner Pathologen und Gerichtsmediziner erreichten, den Unterschied zwischen Mann und Frau im Beckenbau aber doch wohl erkennen konnten.

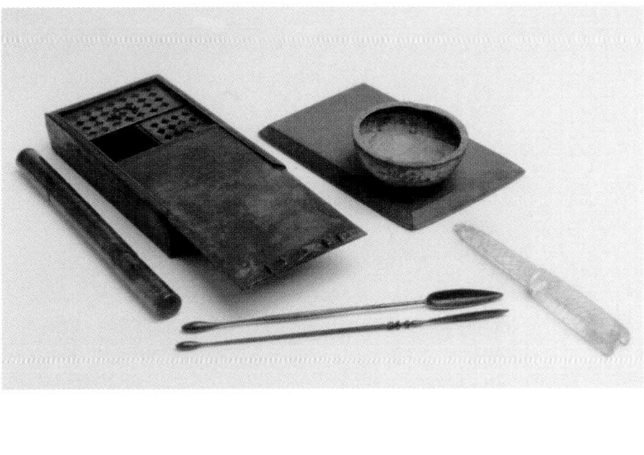

Abb. 39 Saint-Médard-des-Prés, Frankreich. Ärztinnengrab. Teile des Grabinvertars: Rundes Etui und Arzneikästchen, Salbenreibplatte, Schälchen, zwei Sonden und Löffel (Bergkristall). 2. Jh.

Das Skelett der Frau lag in einem Holzsarkophag. Nach Fillon enthielt das Grab u. a. über 80 Gläser und sechs Amphoren. Nur ein Teil des Grabinventars ist erhalten, darunter die medizinischen Geräte. Auf der aktuellen Bilddokumentation der Funde im Museum von Fontenay-le-Comte erscheinen ein Keramiktopf sowie 29 größere und kleinere Gläser. Fillon und etliche Gelehrte nach ihm deuteten das Grab als Grab einer Malerin *(femme-artiste),* da man die Substanzen in den Gläsern als Malereifarben ansah. Der Bezug auf eine Ärztin ergab sich erst in neuester Zeit durch Materialanalysen: Die Stoffe aus dem Arzneikästchen (Abb. 39), die man früher für Farbe oder Schminke hielt, weisen auf die Zusammensetzung römischer Augenmedikamente (*kollyria*) hin.

Ein medizinisch-pharmazeutisches Objekt ist das Arzneikästchen mit vier Fächern, darin die als Augenmedikamente (*kollyria*) analysierten Stoffe. Ein rundes Bronzeetui für eine Löffelsonde und eine Spatelsonde, beide ebenfalls aus Bronze, entsprechen den in Arztgräbern häufig vorkommenden Utensilien. Auch die Salbenreibplatte, hier aus Schiefer, ist eine wohlbekannte Beigabe als Medikamenteninstrument in Gräbern von Ärzten, aber auch in vielen anderen Gräbern, wo sie als Schminkgerät zu interpretieren ist. Eigenartig sind ein kleines Schäufelchen aus Bergkristall sowie ein Mörserschälchen samt Mörser aus Marmor. Ein Keramiktopf enthielt etwas von der Farbe Ägyptisch Blau. Nach den Formen der Gläser dürfte das Grab in das spätere 2. Jh. oder den Beginn des 3. Jh. in die Zeit der antoninischen und severischen Dynastien gehören.

Zu den Augenarztgeräten im weiteren Sinne zählten die Okulistenstempel (Augenarzt- oder Augensalbenstempel; *signacula ocularioru*m). Mit diesen Rezeptstempeln wurden kleine *kollyria* („Brötchen“) im halbfesten Zustand gestempelt. Die Inschriften enthielten nie den Produktionsort, dafür aber fast immer den Namen des Pharmazeuten, das Medikament und die Indikation, manchmal auch nur den Namen des Pharmazeuten und das Medikament. Die sehr oft aus Speckstein geschnittenen und mit Spiegelschrift versehenen Stempelchen sind meist flach und quadratisch, die breite Fläche konnte zusätzlich als Salbenreibplatte dienen.

Diese Stempelchen fand man fast ausschließlich im Nordwesten des Römischen Reiches. Vermutlich hängen sie mit den Vorschriften der römischen Binnenzollverwaltung zusammen, denn ca. 92 % der bisher bekannten mehr als 300 Okulistenstempel stammen aus dem sog. Gallischen Zollbezirk, welcher die heutigen Gebiete von England, Frankreich, die Beneluxstaaten, West- und Südwestdeutschland und die Schweiz umfasste. Das Römische Reich war keine Freihandelszone, sondern in

Zollbezirke aufgeteilt, wobei an den Grenzen jeweils ein bestimmter Prozentsatz vom Warenwert als Zoll gezahlt werden musste (im Gallischen Zollbezirk waren dies 2,5 %). Die Okulistenstempel konnten den Produzenten als Warennachweis für den Fernverkehr in einen anderen Zollbezirk dienen. Frauennamen sind auf den über 300 bisher bekannten Stempeln nicht zu finden, was wohl nur ein Zufall ist, denn Ärztinnen als Medikamentenerfinderinnen sind schließlich literarisch überliefert.

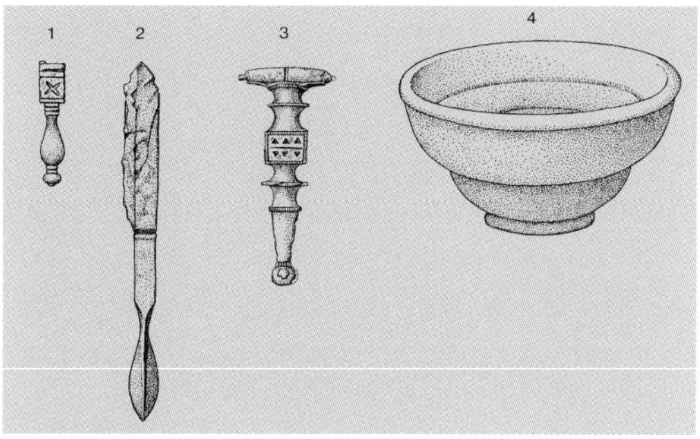

Abb. 40 Strée, Belgien. Grab einer römischen Ärztin. Rasiermessergriff, Skalpell, Emailfibel, Keramik. Um 100. Charleroi, Musée archéologique; die beiden Fibeln in Brüssel, Musées Royaux d'Art et d'Histoire.

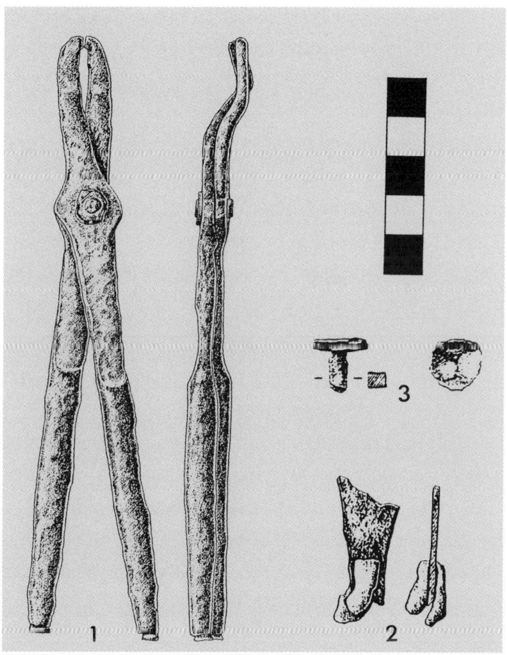

Abb. 41 Grab einer römischen Ärztin aus Wederath, Kr. Bernkastel-Wittlich, Deutschland. Zahnzange, Eisen (L. 15,5 cm), Rasiermesserfragment, Eisen und Bronze; Eisennagelfragment; Glasgefäßfragmente. Um 100. Morbach, Archäologiepark Belginum Wederath (früher im Rheinischen Landesmuseum Trier).

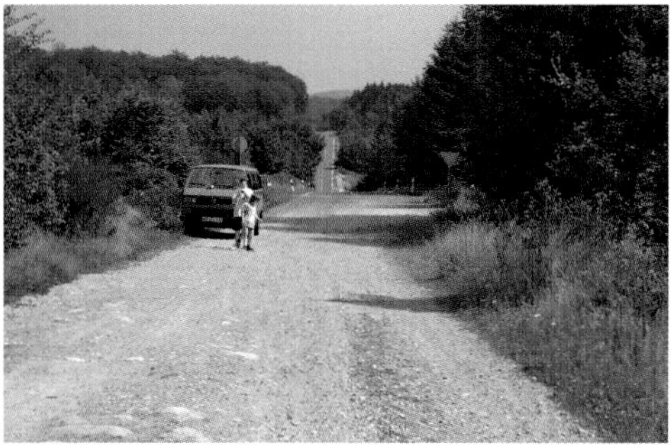

Abb. 42 Die Landschaft im Hunsrück, der Heimat der römischen Ärztin von Wederath. Teil der römischen Hunsrückhöhenstraße („Ausoniusstraße") bei Morbach-Gonzerath. Im Hintergrund die moderne Asphaltstraße.

Ein Fund fern einer größeren Stadt ist das Brandgrab von Strée, Hainaut/Belgien (Abb. 40); es gehört wegen der Beigabe von zwei Gewandspangen (Fibeln) einer Frau der Zeit um 100. Sie war eine Chirurgin. Wegen des kleinen Rasiermessergriffs muss sie nämlich nicht unbedingt nach neuzeitlichen Begriffen eine Art Baderin gewesen sein, denn bei chirurgischen Einschnitten empfiehlt es sich, stark behaarte Partien vorher zu rasieren.

Das wallonische Belgien war ein romanisiertes Keltenland, was auch für den Hunsrück zwischen Mosel und Nahe gilt. Dort wurde in derselben Zeit, um 100, in Wederath (Belginum) eine Ärztin begraben, die sich durch eine gut erhaltenene eiserne Zahnzange und ein fragmentiertes Rasiermesser ausweist (Abb. 41). Als Ärztin kann sie nur – wie auch bei ihren Kolleginnen aus Heidelberg und Vindonissa – durch die Untersuchung der Aschenreste bestimmt werden. Die kleine römische Siedlung Wederath (Belginum) lag an der Fernverkehrsstraße zwischen Trier und Mainz, für römische Verhältnisse gut ein bis auch zwei Tagesreisen von Trier entfernt. Eine Zahnärztin konnte dort an der römischen Hunsrückhöhenstraße gut ein Auskommen finden (Abb. 42). Der Zufall fügte es, dass sie nicht allein war: In einem zweiten Grab derselben Zeit, diesmal dem eines Mannes, fand sich auch eine Zahnzange.

Der griechische und hellenisierte Osten, Länder urbaner Tradition

Der Osten des Römischen Reiches sprach Griechisch als *lingua franca*, gleich welchem Volke man angehörte. Latein war die Sprache der höchsten Provinzautoritäten und der Armee, und auch dort nicht ausschließlich. Die Sprachgrenze lief in Nordafrika durch die Große Syrte zwischen dem lateinischen Tripolitanien und der griechischen Cyrenaica; im Mittelmeer verlief sie zwischen Griechenland im Osten und Italien im Westen; auf der Höhe des heutigen Montenegro bog sie nach Osten bis zum Schwarzen Meer: Die nördlich davon gelegenen Provinzen *Dalmatia* und *Moesia inferior* waren lateinisch, die südlichen Provinzen *Macedonia* und *Thracia* sprachen Griechisch.

Zahlreiche Städte der Ostprovinzen behielten auch unter den Römern ihre Selbstverwaltung. Griechenland, Kleinasien, Syrien, Palästina und Ägypten waren Länder mit einer urbanen Tradition, die meist jener Italiens um Jahrhunderte voraus gewesen war. Diese Provinzen waren stark städtisch geprägt. Die Inschriften von Ärztinnen beispielsweise aus kleineren Städten Kleinasiens sind eine willkommene Information; in Metropolen wie Ephesos in Kleinasien, Antiochien in Syrien, Berytos im Libanon oder Alexandrien in Ägypten dürfen wir die Existenz von Ärztinnen von vornherein annehmen, wenn auch der historische Zufall uns hier epigrafische Dokumente bisher verweigerte.

Praxen von Arztehepaaren, uns inzwischen sehr vertraut, lernen wir durch einige verstreute Inschriften des Reiches kennen. In Italien kennt man bisher Gemeinschaftspraxen aus Rom (Abb. 11) und Ostia (Abb. 23–25). In Nordafrika waren im 2. Jh. der Arzt Faustus und die Hebamme (*obstetrix*) Irene aus Thubursicum Numidarum (Khamissa, Algerien) verheiratet und besaßen eine Gemeinschaftspraxis.

Auch Kleinasien ist mit Doppelpraxen vertreten. Im Inneren Kleinasiens wirkten im Ort Gdanmaa im 4. Jh. zwei Christen, ein Arzt Aurelius Gaius und seine Frau Augusta, ebenfalls eine Ärztin, gemeinsam (s. u. Abb. 48).

War dies eine kleinere Stadt, so befinden wir uns in Pergamon (Nordwestkleinasien) in einer der großen Städte des Römischen Reiches. Dort lebte im 2. Jh.

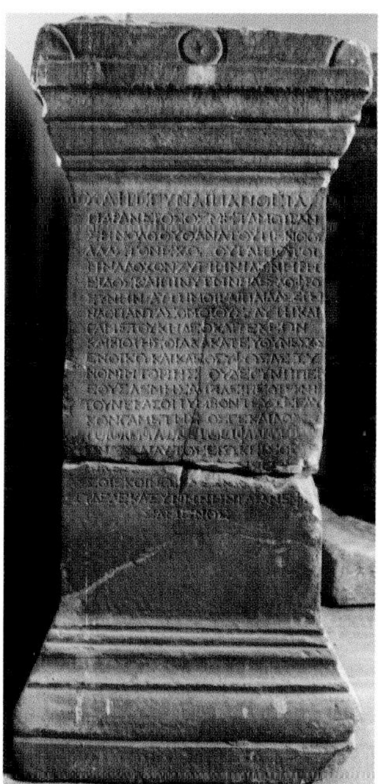

Abb. 43 Pergamon, Kleinasien. Grabgedicht auf die Ärztin Pantheia aus Pergamon. Zeugnis einer Gemeinschaftspraxis. Marmor. H. 1,05 m. 2. Jh. Berlin, Staatliche Museen, Pergamonmuseum AvP 576A,B.

die Ärztin Pantheia; ihr eindrucksvoller marmorner Grabaltar ist voller Gedichte und der Ehemann Pantheias, der Arzt Glykon, preist die medizinische Kunst seiner Frau (Abb. 43). Der Grabaltar wurde in zwei Fragmenten gefunden, das untere an der Straße zum Asklepieion (Abb. 44). Dort war wohl auch der ursprüngliche Platz.

Die Vorderseite trägt mehrere Gedichte des Arztes Glykon. Auf der Rückseite preist Glykon seine Frau. In Zeile 12/13 erwähnt er ihren Beruf: „... Du hast einen hohen Ruhm in der Medizin erreicht, was uns gemeinsam war, und Du warst, eine Frau, mir in dieser Kunst gleichwertig“. Das kann nur heißen, dass Glykon und Pantheia in Pergamon eine ärztliche Gemeinschaftspraxis führten. Bei aller Hochachtung vor seiner verstorbenen Frau und Kollegin hat es Glykon nicht vermeiden können, auf dem Altar ansonsten fast nur von sich zu reden.

Nicht sicher auf eine Gemeinschaftspraxis deutet die Grabinschrift des Arztes Obrimos aus Anemurion (Kilikien, Südtürkei) aus dem 2. bis 3. Jh.; er wird in der Inschrift, die sich auf der Tür zu einem Grabbau befand, als Arzt bezeichnet, eine Frau namens Ammeís als *sóteira* (Retterin); diese war nicht die Ehefrau des Obrimos, sondern seine Partnerin in irgendeiner Form. Die Bezeichnung der Frau (*sóteira)* reicht nicht für eine Deutung als Ärztin, wenn auch die Möglichkeit besteht.

Ärztinneninschriften kennen wir aus dem gesamten griechischen und kleinasiatischen Osten (Abb. 53). In der Hafenstadt Tomis (Constantza) am Schwarzen Meer fand man die fragmentierte Grabinschrift einer Ärztin auf Griechisch, auf der nur noch die Berufsbezeichnung zu lesen ist. Einige Grabinschriften erwähnen die *maia*, also die reine Hebamme (Athen; Paros in der Ägäis; Kyme und Korykos in Kleinasien).

Wie immer handelt es sich auch in Kleinasien fast nur um Grabinschriften, mit Ausnahme einer Ehreninschrift für eine Ärztin namens Aurelia Alexandria Zosime; ihr errichtete ihr Ehemann in Adada (Karabaulo; Südwestkleinasien) auf dem Marktplatz ein Ehrendenkmal. Die Inschrift auf einer Säule sagt:

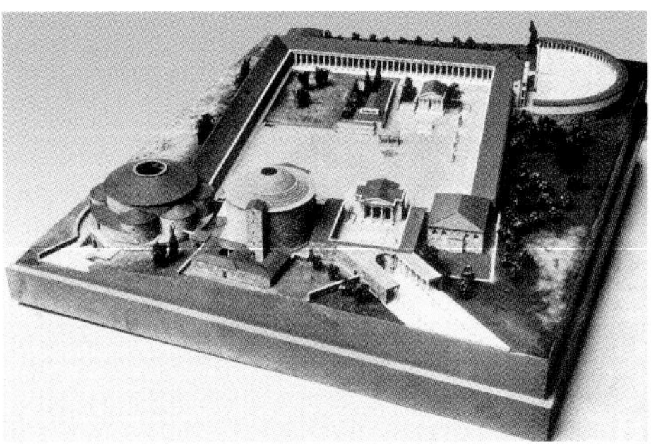

Abb. 44 Pergamon, Asklepieion. Modell. 2. Jh.

Der Arzt Aurelius Pomponianus ehrt seine Gattin Aurelia Alexandria Zosime für ihre ärztliche Kunst und ebenso seine geliebte Tochter Aurelia Montane.

Aurelia Alexandria Zosime wird nicht direkt Ärztin genannt, sondern wegen ihrer ärztlichen Kunst gerühmt. Da sie nicht mit dem Hebammengewerbe in Verbindung gebracht wurde, dürfen wir sie für unseren Zusammenhang als Ärztin ansehen.

An den kleinasiatischen Grabinschriften fällt auf, dass sie oft wortreicher als jene aus dem Westen des Römischen Reiches sind. In Ankyra (Ankara, Provinz *Galatia*) sorgte die Ärztin Trebulia (gegen 200) schon zu Lebzeiten für ihr Grab, in das sie nach der neunzeiligen Inschrift ihren Mann und andere Familienangehörige aufzunehmen verfügte:

Die Ärztin Trebulia hat zu Lebzeiten für ihr Grab gesorgt …

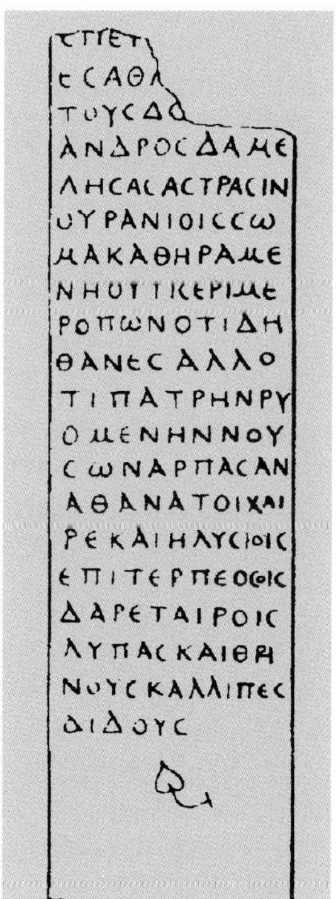

Trebulia errichtete das Grab für sich, für ihren Ehemann, für ihre Mutter und andere. Die Namen Aelius und Aelia sprechen für die spätantoninische oder severische Zeit.

In Neoklaudiopolis an der Schwarzmeerküste erhielt die Ärztin Domnina um 200 einen schlanken, fast 1,40 m hohen Grabstein aus Kalkstein, der ein Grabgedicht in Versen trägt (Abb. 45). Der Ort lag in Paphlagonien, Kleinasien, und gehörte zur römischen Provinz *Pontus et Bithynia*.

Erhalten ist ein metrisches Grabgedicht auf einer schmalen hohen Kalksteinstele. Das auf 20 Zeilen ge-

Abb. 45 Grabinschrift der Ärztin Domnina. Aus Neoklaudiopolis (Vezirköprü) in Paphlagonien, Kleinasien. Kalkstein. H. 1,38 m. 2.–3. Jh.

schriebene Grabepigramm aus drei Disticha (Hexametern und Pentametern) nennt eine Dame mit dem zu Domnina ergänzten Namen. Ihr Tod wird betrauert („... Du bist zu den Unsterblichen gegangen, Domnina, ...“) und im mittleren Distichon wird gesagt: „... Du, die Du die Heimat vor Krankheiten geschützt hast“. Domnina wird von ihren Berufskollegen (*hetairoi*) betrauert. Auch wenn der Begriff Ärztin wohl aus metrischen Gründen fehlt, ist Domnina doch als solche zu betrachten.

Eine Grabinschrift in neun Zeilen setzte im späten 2. oder frühen 3. Jh. ein Arzt namens Gaios Iulios Bettianos seiner Frau Empeiria, einer Ärztin; sie war im Alter von 49 Jahren in Kios am Marmarameer gestorben, in der römischen Provinz *Pontus et Bithynia*.

Caius Iulius Vettianus hat noch zu seinen Lebzeiten (dieses Grabdenkmal) für ihn selbst und für seine Gemahlin Empeiria, Ärztin, die 49 Jahre alt wurde (gestiftet).

Das in jeder Hinsicht farbigste Grabdenkmal einer Ärztin der Römerzeit aus Kleinasien dürfte das Relief der Ärztin Antonia Artemeis sein (Abb. 46, 47).

Im Jahre 1997 fiel nachts einem Kölner Tankwart ein Pkw auf, der auf seinem Gelände parkte. Auf dem Rücksitz lag ein Marmorrelief, das die deutsche Polizei anschließend beschlagnahmte. Das Werk hat man inzwischen den türkischen Behörden zurückgegeben. Das schönste figurale Grabmal für eine Ärztin aus dem Osten ist demnach ein Marmorrelief, welches Kunsträuber stahlen und von dem man – wie in solchen Fällen üblich – den genauen Fundort nicht mehr kennt. Die moderne Türkei darf aber als sichere Herkunft gelten.

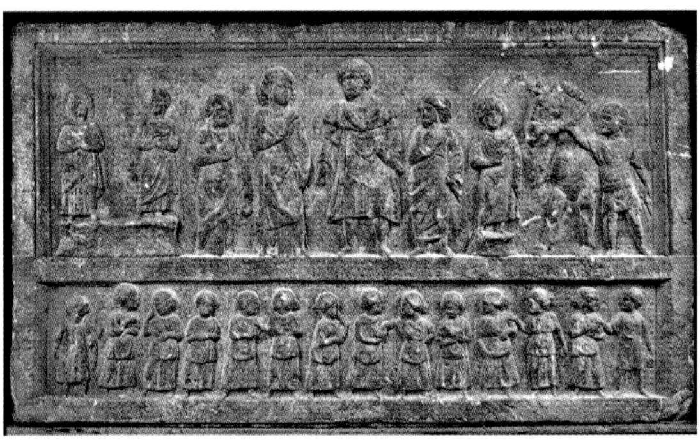

Abb. 46 Kleinasien. Grabrelief des Antonios Chariton, Ehemann der Ärztin Antonia Artemeis (Artemis). Marmor. H. 95 cm. Spätes 2./frühes 3. Jh.

Das Grabrelief trägt zwei Inschriften:

1) Einzeilige Inschrift auf dem Mittelstreifen:

„Die Ärztin Antonia Artemeis für ihren Mann Antonios Chariton und für ihre Kinder und Ziehkinder der Erinnerung wegen".

2) Einzeilige Inschrift oben auf dem Rahmen:

„Antoni(us) Chariton, die gute Seele, sagt allen Freunden und besonders allen Vorübergehenden Lebewohl".

Im oberen Relieffries sieht man in der Mitte das Ehepaar Antonia Artemeis und Antonius Chariton mit ihren drei Kindern. Links, vom Betrachter aus gesehen, stehen die Figuren zweier Mädchen auf einer Basis; sie halten je einen Kranich oder Storch im Arm. Auf der anderen Seite erscheint die Statue eines jungen Mannes auf einer Basis; er trägt eine Lotosblume. Diese drei dürften verstorbene Kinder des Ehepaares sein. Am rechten Bild weist ein Rennfahrer in typischer Berufstracht auf einen Bezug der Familie zu den Wagenrennen im Circus oder vielleicht zur Zucht von Rennpferden hin.

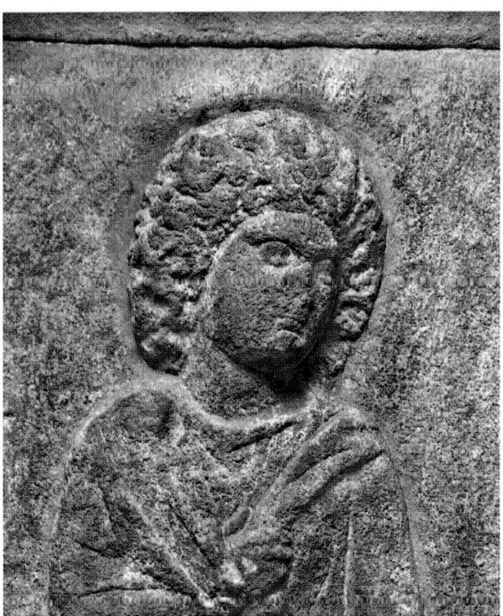

Im unteren, schmalen Relieffries sind die erwähnten Ziehkinder der Familie dargestellt, zwolf Madchen und je ein Junge an beiden Seiten. Dieses Vielfigurenrelief ist aus dem ärztlichen Milieu einmalig. Es gehört in die Jahre zwischen 150 und 200 und zeigt oben

Abb. 47 Kleinasien. Grabrelief des Antonios Chariton, Ehemann der Ärztin Antonia Artemeis (Artemis). Kopf der Ärztin Antonia.

in der Mitte die Ärztin Antonia Artemeis und ihren Mann Antonius Chariton; die übrigen Figuren sind die in der Inschrift genannten Kinder und Ziehkinder. Mit den Ziehkindern (*threptoí*) können auch Sklavenkinder gemeint sein. Der Beiname Antonias, Artemeis, ist von der Göttin Artemis (Diana) abgeleitet, welche eine Schutzgöttin der Frauen in Schwangerschaft und Geburt war.

Im Zeichen von Christus, dem Seelenarzt: christliche Ärztinnen der Spätantike

In den Stellungnahmen der Kirchenväter spiegelt sich eine realistische Haltung der christlichen Kirche zur Medizin: Man lehnt sie in der Mehrheit nicht ab, kann sie auch wohl nicht ganz ablehnen, da die Ärzteschaft von der römerzeitlichen Gesellschaft akzeptiert war. Etliche Kirchenväter betonen jedoch, dass die Medizin wie alles menschliche Wissen eine Gabe Gottes sei und dass man sich der Machtlosigkeit menschlichen Wissens gegenüber dem Tode bewusst bleiben müsse. Der aus Alexandrien stammende Theologe Origenes (185–253), einer der maßgeblichen Denker des aufstrebenden Christentums, bringt oft medizinische Vergleiche, beispielsweise wenn er die christliche Lehre als Medikament und Christus als Arzt (Erzarzt, Oberarzt, Seelenarzt) definiert.

Das Christentum war eine Religion aus dem Orient. Entstanden in Palästina verbreitete es sich vom Nahen Osten aus zuerst nach Kleinasien und Griechenland, dann nach Italien und in den Westen. Es braucht uns von der Geografie her nicht zu wundern, dass sich unter den römerzeitlichen Ärztinnen des Ostens etliche Christinnen finden. Bemerkenswert ist eher, dass mit der Dominanz des Christentums seit dem 4. Jh. keineswegs ein Ende der weiblichen Berufstätigkeit im Arztwesen verbunden war. Eine vor wenigen Jahren erarbeitete Übersicht über die christlichen Arztinschriften der Spätantike, lateinisch wie griechisch, ergab mit acht christlichen Ärztinnen einen Anteil von ca. 10 %, was sogar etwas über der von uns errechneten allgemeinen Quote lag.

In Gdanmaa, Lykaonien (Kleinasien), einem Ort in der römischen Provinz Galatia, starb im 4. Jh. die Ärztin Augusta (Abb. 48):

Aurelios Gaios, Archiatros, errichtete die Grabinschrift für seine Frau Augusta, Archiatrine, die vielen Kranken ein Heilmittel gab …

Diese christliche Grabinschrift mit einem Zitat von Iesus Christos am Schluss ist der einzige erhaltene Beleg für eine Archiatrine (*archeiátrena;* Oberärztin, Stadtärztin); hier ist dies aber wahrscheinlich nur als Ärztin und nicht als Amt zu verstehen.

Im frühbyzantinischen Athen des 5. oder 6. Jh. lebte eine Ärztin mit dem biblischen Namen Sosanna. Ihre kurze Grabinschrift fand man südlich der Akropolis beim Dionysostheater. Die Erwähnung von Engeln bezeugt, dass es eine Ärztin christlichen Glaubens war:

Grab von – und der Sosanna, Ärztin, nahe bei den Engeln.

Eine Ärztin derselben Zeit in Konstantinopel (Byzanz) namens Amazone erhält in ihrer Grabinschrift die Bezeichnung „Dienerin Gottes“.

In anderen Fällen ergibt sich der christliche Glaube aus dem Datum der Inschrift: Nach dem Jahr 400 ist nicht mehr oft mit Heiden zu rechnen; das Reich war christlich geworden. Manche Steinmetze haben der Grabinschrift ein Kreuzzeichen hinzugefügt. Die Inschrift der Ärztin Augusta trägt oben in der Mitte ein Kreuz, und der Text beginnt mit einem weiteren (Abb. 48).

Die Grabinschrift mit dem Namen der Iatromea Stephanis aus Korykos (Korykos, Südkleinasien; Römische Provinz *Cilicia*) beginnt ebenfalls mit einem Kreuz:

Sarkophag des Georgios, des Sohnes des Eigentümers Stephanos und der Ärztin (iatromea) Stephanis.

Die Bezeichnung des Stephanos als *mánkips* weist auf ein lateinisches Fremdwort im Griechischen: *Manceps* ist der Eigentümer oder Pächter, *mancipium* ist das Eigentum oder auch der Sklave.

Ebenfalls aus Korykos stammt die Ärztin Basile mit einer lakonischen Sarkophaginschrift:

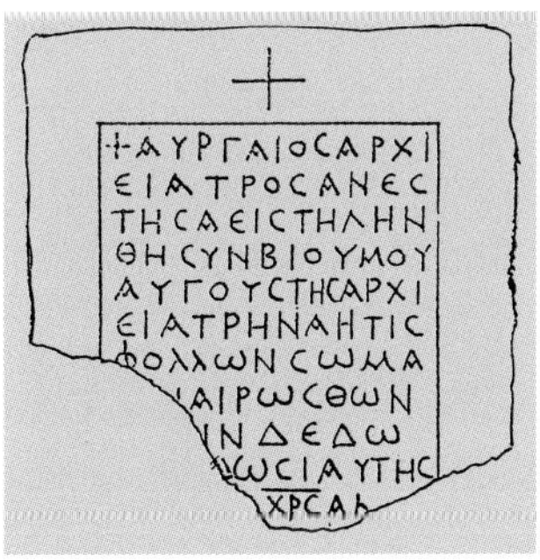
+ΑΥΡΓΑΙΟCΑΡΧΙ
ΕΙΑΤΡΟCΑΝΕC
ΤΗCΑΕΙCΤΗΛΗΝ
ΘΗCΥΝΒΙΟΥΜΟΥ
ΑΥΓΟΥCΤΗCΑΡΧΙ
ΕΙΑΤΡΗΝΑΗΤΙC
ΦΟΛΛΩΝCΩΜΑ
ΑΙΡΩCΘΩΝ
ΝΔΕΔΩ
ΩCΙΑΥΤΗC
ΧΡCΑ

Abb. 48 Grabinschrift der Ärztin Augusta. Aus Gdanmaa (Çesmeli Zebir), Türkei. Marmor. 4. Jh. Höchstwahrscheinlich verschollen.

Sarkophag der Ärztin Basile.

Je ein Kreuzzeichen markieren Anfang und Ende der Inschrift. Statt *Basile* könnte auch *Basiló* (Basilous) gelesen werden.

In Seleukeia in Südkleinasien am Mittelmeer lebte im 1. Jh. die Christin Thekla, eine Schülerin des Apostels Paulus. Sie wurde in der Spätantike als Märtyrerin verehrt, nachdem berichtet wurde, dass die Römer sie zweimal den Raubtieren in der Arena vorwarfen und sie zweimal von den Löwen verschont wurde. In der Spätantike entstand in Seleukeia ein großer Theklakult. Pilgerampullen mit dem Bild Theklas zwischen zwei Löwen wurden verkauft. Und so ist es auch ganz passend, dass man in Seleukeia einen Sarkophag des 5. oder 6. Jh. fand, in dem eine Ärztin namens Thekla bestattet worden war.

Die knappe Grabinschrift lautet, eingerahmt von zwei Kreuzzeichen:

Sarkophag der Ärztin Thekla.

Manche Mädchen in der Stadt Theklas dürften den berühmten Namen bekommen haben und eine davon ergriff den Arztberuf.

Etliche christliche Ärztinnen kennt man nicht durch die Primärzeugnisse der Grabsteine, sondern durch Erwähnungen in der antiken Literatur. Diese Zeugnisse sind mehr oder weniger gewichtig, je nachdem, wie man die Quelle einschätzt.

Eine Theodosia, die Mutter des Märtyrers Procopius, soll Ärztin gewesen sein; sie starb 312. Eine Ärztin Nikerate wird im Zusammenhang mit Johannes Chrysostomos genannt, dem berühmten Prediger und Patriarch von Konstantinopel aus dem späten 4. Jh.; Nikerate soll ihn von einem Magenleiden geheilt haben. Keine Ärztin, aber eine noch heute in der katholischen und orthodoxen Kirche verehrte Wohltäterin ist Fabiola aus Rom; ihr Gedenktag ist der 27. Dezember. Sie stammte aus vornehmer Familie und half dem Hl. Hieronymus bei der Einrichtung eines Pilgerhospizes in Ostia. Nachrichten über die um 380 lebende Fabiola verdankt man allein Hieronymus. Namen von Ärztinnen sicher christlichen Glaubens, Leoparda und Salvina, werden im Werk des Theodorus Priscianus (um 400) erwähnt; der Ärztin Victoria widmet der Autor dabei sein 3. Buch über die Gynäkologie (*gynaecia*).

Aus dem lateinischen Westen dürfte die wortreiche Grabinschrift der Scantia Redempta aus Capua auch wegen des Namens *Redempta* (die Erlöste) und wegen der Formel *deificae sanctitatis pudicitiae* in Zeile 6–7 christlich sein (Abb. 49). Wie schon in Rom zu sehen, wurden die Grabinschriften in der Spätantike des 4. Jh. oft recht geschwätzig und umständlich. Im campanischen Capua geschah dies bei der Grabinschrift für eine im Alter von 22 Jahren gestorbene Scantia Redempta. Ihr Vater Flavius Tarentinus und ihre Mutter errichteten ein Grabmal für sich selbst und für die jung verstorbene Tochter, die als *antistes disciplinae in medicina* gepriesen wird, als hervorragend im Studium der Medizin oder auf dem Felde der Medizin. Dies kann heißen, dass die junge Scantia Redempta eine exzellente Medizinstudentin war, es kann aber auch andeuten, dass sie bereits praktizierte. Die Tote war eine freie Bürgerin.

Der nördlichste Beleg für eine römische Ärztin ist bisher die Grabinschrift der Ärztin Sarmanna aus Gondorf (Kobern-Gondorf) an der Mosel (Abb. 50).

Hier ruht die Ärztin Sarmanna. Sie lebte ungefähr 70 Jahre. Ihr Sohn Pientius Pientinus und ihre Schwiegertochter Honorata haben die Inschrift gesetzt. Ruhe in Frieden.

Für den nichtrömischen Namen hat man eine keltische und germanische Herkunft vermutet. Möglicherweise ist er ostgermanisch. Wenn man bei einem Lebensalter

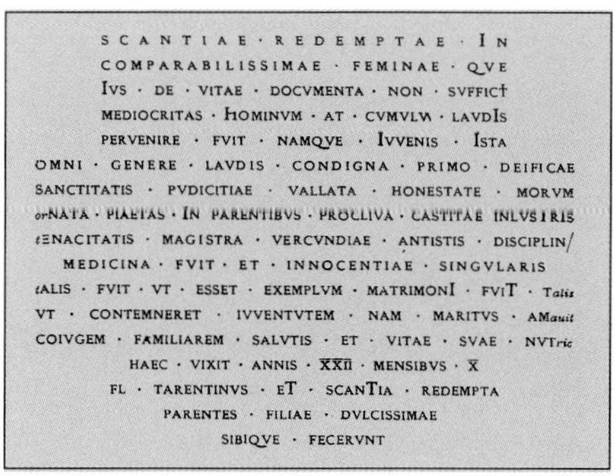
SCANTIAE · REDEMPTAE · IN
COMPARABILISSIMAE · FEMINAE · QVE
IVS · DE · VITAE · DOCVMENTA · NON · SVFFICT
MEDIOCRITAS · HOMINVM · AT · CVMVLM · LAVDIS
PERVENIRE · FVIT · NAMQVE · IVVENIS · ISTA
OMNI · GENERE · LAVDIS · CONDIGNA · PRIMO · DEIFICAE
SANCTITATIS · PVDICITIAE · VALLATA · HONESTATE · MORVM
orNATA · PIAETAS · IN PARENTIBVS · PROCLIVA · CASTITAE INLVSTRIS
tENACITATIS · MAGISTRA · VERCVNDIAE · ANTISTIS · DISCIPLIN/
MEDICINA · FVIT · ET · INNOCENTIAE · SINGVLARIS
tALIS · FVIT · VT · ESSET · EXEMPLVM · MATRIMONI · FVIT · Talis
VT · CONTEMNERET · IVVENTVTEM · NAM · MARITVS · AMauit
COIVGEM · FAMILIAREM · SALVTIS · ET · VITAE · SVAE · NVTric
HAEC · VIXIT · ANNIS · XXII · MENSIBVS · X
FL · TARENTINVS · ET · SCANTIA · REDEMPTA
PARENTES · FILIAE · DVLCISSIMAE
SIBIQVE · FECERVNT

Abb. 49 Capua, Grabinschrift der Scantia Redempta. Aus Capua vetere, Campanien, Italien. Marmor. 4. Jh.

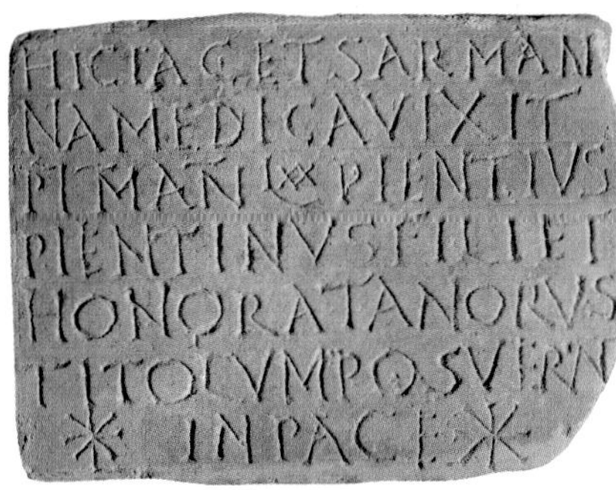

Abb. 50 Grabinschrift der 70-jährigen Ärztin Sarmanna aus Kobern-Gondorf an der Mosel. Marmor. H. 20 cm. 4. Jh. Bonn, Rheinisches Landesmuseum Inv. 35.15.

von 70 Jahren ein Grabdatum zwischen 380 und 420 annimmt, dann war Sarmanna zwischen 310 und 350 zur Welt gekommen. Weitere Spekulationen über ihre Herkunft (Westgotin? Vandalin?) verbieten sich zwar, weil unbeweisbar, doch ist ihre Existenz ein weiterer Beleg für die immer bedeutender werdende Rolle der Germanen im spätantiken Römischen Reich. Aus der Inschrift ist nicht ersichtlich, ob die Tote wie die Germanen dem arianischen Christentum angehörte. Wie das oft für integrierte Zuwanderer oder romanisierte Einheimische belegt ist, tragen ihre Nachkommen bereits lateinische Namen.

Der Flussverkehr war die Hauptader des Schwerlastverkehrs in der Zeit der Römer. Dies galt auch für Mosel und Rhein. In Gondorf hat man beispielsweise sehr viele dekorierte Keramikgefäße aus Trierer Fabrikation gefunden; der Gütermassentransport ging von Trier moselabwärts bis Koblenz und von dort weiter nach Köln und zur Nordsee.

Wie stand das Christentum zum Beruf der Ärztin? Dass er von Frauen ergriffen werden konnte, steht ohne Zweifel. Zwar kam das Christentum im Laufe der Kaiserzeit und, je mehr man sich institutionalisierte, immer deutlicher auf die patriarchalischen Strukturen des Judentums zurück, wobei man mit den ebenfalls patriarchalischen Familienstrukturen des römischen Heidentums keinen Konflikt schuf. Für die Tätigkeit einer Ärztin konnte man sich auf die allen Geschlechtern angemessene Nächstenliebe (*caritas*) berufen. Außerdem waren Frauen auch im Amt der weiblichen Diakone (Diakonissen; *ministrae*) tätig, wobei die Quellen erst für das 4. Jh. deutlicher werden. Die den Frauen im Diakonamt zukommenden caritativen Arbeiten einschließlich der Krankenpflege berührten sich mit dem Feld der aktiven Medizinerinnen. Auf der Grabinschrift der spätantiken Ärztin Amazone aus Konstantinopel („Hier ruht die Ärztin Amazone, Amazone, treue Dienerin des Herrn, Gott und den Menschen gefällig“) hat man die Formulierung treue Dienerin des Herrn *(pistè doulè tou theou)* als griechische Fassung der *ancilla dei* (Magd Gottes) und damit als direktes Zitat des Diakonissenberufes verstanden. Unabhängig von solchen Kirchenverwaltungsdetails bleibt die Tatsache, dass in der spätantiken christlichen Gesellschaft die Ärztin nicht weniger als früher innerhalb des Heidentums präsent war.

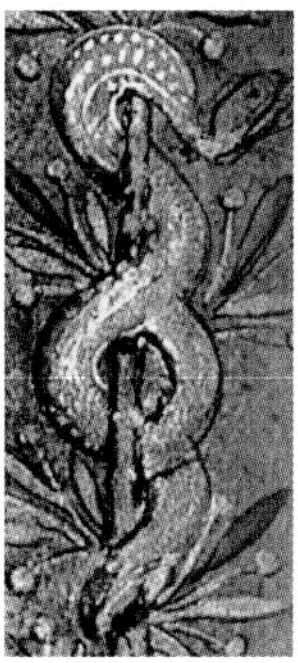

Römische Ärztinnen und das römische Gesundheitssystem

Der römische Ärztestand war ein Handwerkerberuf. Damit war er ein auf die Unterklassen beschränkter Beruf, was aber angesichts der römischen Sozialstruktur ebenso wenig erstaunlich war wie überall in Europa bis zum 18. Jh. Der hohe Anteil griechischer oder hellenisierter ostmediterraner Ärzte ergab sich aus der Geschichte: Rom hatte im 2. und 1. Jh. v. Chr. mit Griechenland, Kleinasien, Syrien und Ägypten die Kernländer des mittelmeerischen Kulturkreises erobert.

Es waren Griechen und hellenisierte Menschen aus dem östlichen Mittelmeer, welche seit Asklepiades von Prusa die Medizin auf wissenschaftlicher Basis nach Rom brachten. Die römischen Herrscher sorgten seit Caesar dafür, dass sich aus einer von Sklaven und Fremden ausgeübten, aber für den Bestand des Reiches wichtigen Tätigkeit ein solider Berufsstand entwickeln konnte. Ungeachtet der sozialen Kluft hatten Sklaven und Freigelassene in der römischen Kaiserzeit nicht in der senatorischen Verwaltung, wohl aber in der kaiserlichen Privatverwaltung enorme Aufstiegschancen. Einer der Freigelassenen des Marcus Antonius war der Arzt Antonius Musa, der Leibarzt des Kaisers Augustus, dem er in der Krise von 23 v. Chr. das Leben rettete. Nach den Berichten bei Sueton und Cassius Dio erhielt er für die Heilung des Augustus den Rang eines Ritters und eine Ehrenstatue. Dieser soziale Aufstieg vom freigelassenen Sklaven mit einem Satz in die zweithöchste Adelsschicht war für römische Verhältnisse unglaublich. Von den Elitesoldaten der Centurionen erreichte nur einer unter allen 30 Legionen jener Tage den Rang des *Primus pilus* und damit den Weg in den Ritterstand der Militärpräfekte. Die Centurionen waren von Geburt an römische Bürger, also mehr als Freigelassene.

Mit der Karriere des Antonius Musa ist ein wichtiger Punkt berührt: Anders als Künstler und Handwerker konnte der Arzt nicht von Verwaltern oder Sekretären abgespeist werden; er brauchte körperlichen Kontakt mit dem Patienten und kam damit dem Kranken so nahe wie sonst nur die Ehefrau und intime Freunde. Dies konnte bei kaiserlichen Leibärzten zu erheblichem Einfluss führen.

Aus dem Kaiserhaus hören wir von einer ganzen Reihe kaiserlicher Leibärzte. Antonius Musa ist nur der prominente Fall zur Zeit des ersten *princeps*. Auf seinem Feldzug nach Britannien 43 wurde Kaiser Claudius von seinem Arzt Scribonius Largus begleitet. Ein anderer Arzt des Kaisers Claudius, Vettius Valens, hatte eine Karriere wie Antonius Musa absolviert und wird auch als Angehöriger des Ritterstandes bezeichnet. Zu den gerne gesehenen Tischgästen des Kaisers Tiberius in seinen letzten Jahren auf Capri gehörte der griechische Arzt Charikles; dieser fungierte aber in diesem Fall nicht als Arzt, sondern als Gast. Frauen waren nicht unter den Kaiserärzten, so fortschrittlich waren die Caesaren nun auch wieder nicht, aber immerhin belegen Namen wie Secunda, die Ärztin Livillas (der Schwester des Kaisers Caligula), dass Medizinerinnen am Kaiserhof arbeiten konnten (Abb. 51).

Viele Gemeinden verpflichteten Ärzte mit Verträgen zu einem regelmäßigen Dienst. Diese Gemeindeärzte bezeichnete man seit dem 3. Jh. v. Chr. als *archiatroi* (Hauptärzte). Das griechische Wort *archiatros*, lat. *archiater*, ist die Basis des deutschen Lehnwortes *Arzt*. Da es sich um Ämter handelte, waren Frauen hier auch nicht vertreten. Es gibt nur eine einzige griechische Inschrift, in der eine Frau mit dieser Bezeichnung (*archiátrena*) vorkommt, der Grabstein für die Ärztin Augusta aus Gdanmaa in Kleinasien; aber dabei handelt es sich um einen Fall der Spätantike des 4. Jhs. und damals war das Wort bereits in den allgemeinen Sprachgebrauch eingegangen und bedeutete nur Arzt.

Das Ansehen der antiken Ärzte und damit auch der Ärztinnen in der Gesellschaft lässt sich nur durch Abwägen ganz unterschiedlicher Aspekte in der Interpretation der Quellen erraten. Dabei spielt der Arbeitsplatz eine entscheidende Rolle, war die soziale Herkunft der Ärzte doch in der Regel niedrig stehend. Freigeborene römische Bürger bildeten eine Minderheit. Für Sklaven und Freigelassene war der Arztberuf ein soziales Sprungbrett. Entscheidend war der Arbeitsplatz: Das Kaiserhaus auf dem Palatin bot größere Chancen als die Vororte Roms, in Provinzmetropolen wie Karthago (Abb. 28) und Lyon (Abb. 27) ließ sich Wohlstand leichter als in Kleinstädten erwerben und Städte überhaupt boten besseren Verdienst als das flache Land.

Außerdem war es ein Unterschied, ob Außergewöhnliches in der frühen Kaiserzeit oder in der Reichskrise des 3. Jh. geschah. Die Ehren für Antonius Musa waren in

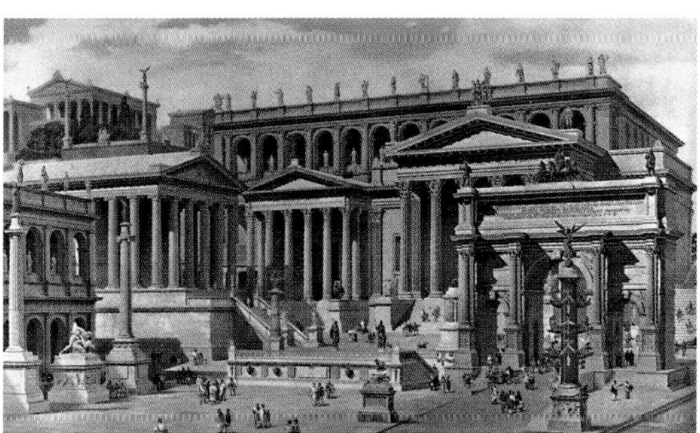

Abb. 51 Rom, das Forum Romanum mit dem Capitol im Hintergrund Rekonstruktion Bühlmann 1882.

der Frühzeit des Prinzipats außerordentlich. 200 Jahre später beklagte der Historiker Cassius, dass alles drunter und drüber ginge, dass beispielsweise Gellius Maximus, Sohn eines Arztes, dem Senatorenstand angehöre und Kommandeur der 4. Legion sei. Wir dürfen davon ausgehen, dass im Laufe der mittleren Kaiserzeit und besonders in der Krisenzeit nach dem Tod des Severus Alexander 235 manche früheren Standesschranken durchlässiger wurden. An der Rolle des Arztberufes als Tätigkeit unterer Gesellschaftsschichten änderte dies nichts, gleichviel ob man dieses Handwerk in seinen Nuancen als *ars, disciplina, opificium* oder *scientia* bezeichnete, worin sich feine Unterschiede der Wertschätzung ausdrücken ließen. Die Stellung des Arztberufes als ein reiner Broterwerb blieb bestehen.

Die Dichte der ärztlichen Versorgung können wir nur an einem einzigen Ort feststellen, am Golf von Neapel. Eine archäologische Sondersituation bieten die dort vom Vesuv im Jahre 79 verschütteten römischen Städte Herculaneum, Pompeji, Stabiae. Die in Pompeji (Abb. 52) nachweisbaren 25 Arzthäuser verteilen sich relativ gleichmäßig über die ganze Stadt. Hier haben wir die Gelegenheit, die medizinische Versorgung einer römischen Stadt im Überblick und in einer Momentaufnahme zu sehen.

Die 25 pompejanischen Funde sind nicht alle Zeichen für eine öffentliche Arztpraxis. Es befinden sich darunter auch je nach Wohnviertel Überreste von Privatpraxen, in denen ein Arzt nur für einen großen Haushalt (eine *familia* bis hin zu den Sklaven) tätig war. Die Instrumente aus dem Haus des Lucretius (Pompeji IX 3,5,24) dürften ein Hinweis auf einen solchen Familienarzt sein. Andererseits ist es auch heute nicht etwa so, dass jeder zugelassene Arzt von jedem beliebigen Patienten in Anspruch genommen werden kann.

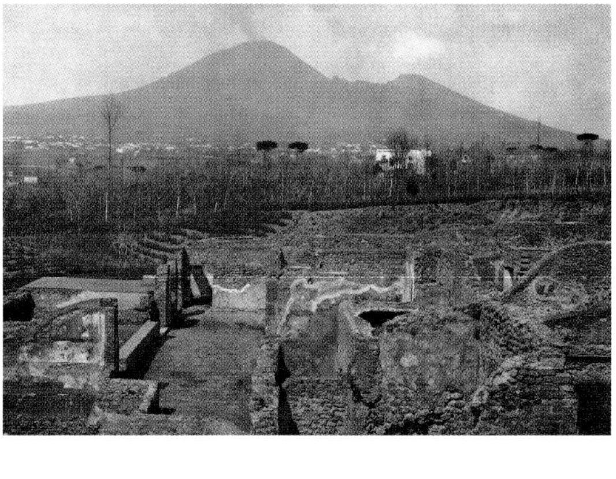

Abb. 52 Das Ruinenfeld Pompeji und der rauchende Vesuv. Alte Aufnahme aus der Zeit vor 1914.

Es ist also durchaus legitim, das Zahlenverhältnis insgesamt auf die vermutliche Gesamtbevölkerung umzurechnen. Da Pompeji erst zu zwei Dritteln ausgegraben ist, müsste man theoretisch mit etwa 38 bis 40 solcher Fundplätze aus dem gesamten Stadtgebiet rechnen. Die geschätzte Bevölkerung Pompejis betrug im Jahr 79 wohl weniger als 20.000 Personen. Dazu kam die ländliche Bevölkerung des zu Pompeji gehörenden Umlandes, was aber die Gesamtbevölkerung maximal auf ca. 20.000 erhöht haben dürfte. Bezogen auf eine theoretische Gesamtfundzahl von 40 Arztpraxen hieße dies, dass ein Arzt auf ca. 500 Einwohner kam. Dies ist ein Durchschnittswert, welcher in Europa erst wieder im 20. Jh. erreicht wurde.

Die für Pompeji errechenbaren Verhältnisse einer dichten medizinischen Präsenz sind ein frappierendes Ergebnis. Dabei fehlen in unseren Zahlen noch die reinen Diagnostiker, da wir schließlich nur nach den archäologischen Funden und den Inschriften urteilen. Was wir verzeichnen sind Chirurgen, Allgemeinärzte und Pharmazeuten, aber es dürfte daneben noch einige Ärzte gegeben haben, die wir nicht erkennen können, weil sie keine archäologisch fassbaren Objekte hinterließen.

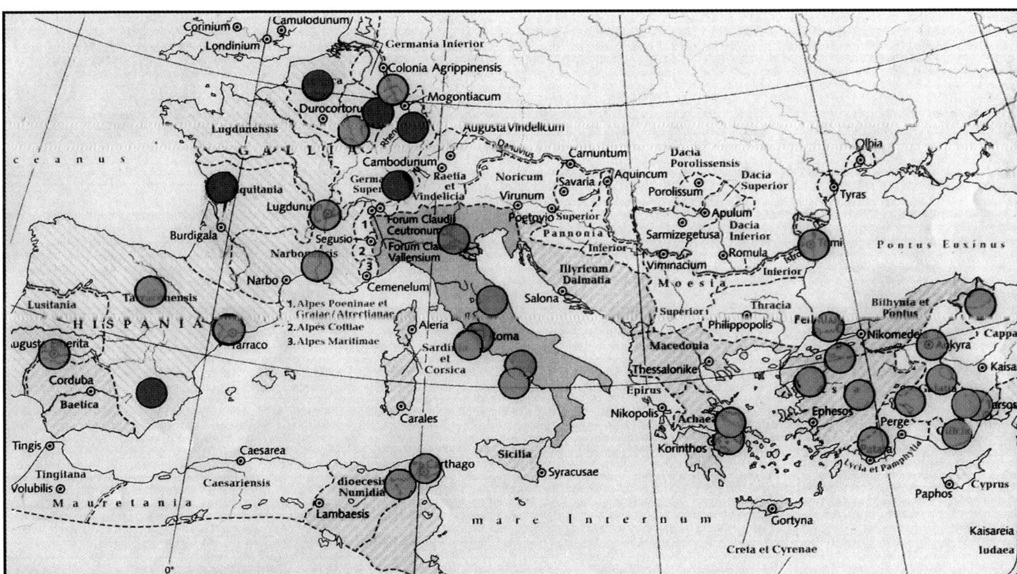

Abb. 53 Verbreitungskarte der Grabinventare und Inschriften antiker Ärztinnen.

Im Bereich der praktischen Ärzte war das Altertum der heutigen Medizin mit ihrer Spezialisierungstendenz überlegen. Der Allgemeinarzt war in der Antike die Regel, der Facharzt war die Ausnahme; heute ist es umgekehrt. Die Zahlen und Informationen aus dem Altertum sind immer noch nützlich; schließlich haben wir erst im 20. Jh. das pompejanische Niveau übertroffen und noch im Jahr 1908 gab es in der ganzen asiatischen Türkei keinen einzigen Augenarzt.

Die Frauen nahmen im Rahmen der antiken Gesundheitsversorgung einen zahlenmäßig kleinen, aber dennoch bemerkenswerten Rang ein (Abb. 53).

Aufgrund der Inschriften darf man einen Frauenanteil von gut 5 % in der Ärzteschaft vermuten. In den archäologischen Grabfunden liegen sie bisher mit sechs Belegen gegenüber den mehr als 120 nachgewiesenen oder zu vermutenden Arztgrabinventarien etwas unter der Linie von 5 %, doch sind insgesamt die wenigsten dieser Arztgräber anthropologisch klassifiziert worden. Bei den alten Funden vor dem Zweiten Weltkrieg und in den ersten Jahrzehnten danach hat man in der Regel automatisch einen Mann als Grabinhaber angenommen. Wenn im Kunsthandel Gegenstände auftauchen, die sicher oder sehr wahrscheinlich Funde aus einem Arztgrab sind, dann versteht es sich von selbst, dass man keine Informationen darüber erhält, ob das Skelett weiblich war oder ob man gar den Leichenbrand würde untersuchen können. Es ist bedauerlich, dass durch Raubgrabungen so viele unersetzliche Informationen verloren gehen. Wir dürfen also ohne Weiteres voraussetzen, dass unter den mehr als 120 Arztgräbern, die aus alter Gewohnheit eben unter „Arzt“ registriert wurden, etliche von Ärztinnen existieren. Da die Inschriften zum Geschlecht nicht lügen, sind sie der wahre Indikator und aus ihnen ergibt sich jene Quote von ungefähr 5 % Frauenanteil, die wir auch für die archäologischen Bodenfunde vermuten dürfen.

Nach den Bodenfunden und den Inschriften gab es Ärztinnen im gesamten Römischen Reich; wenn die eine oder andere Provinz noch fundleer ist, dann ist dies nur die moderne Forschungssituation, besagt aber nichts über die antike Wirklichkeit. Das Lebensalter der Ärztinnen ist nicht aussagekräftig. Auf den Grabsteinen schwankt es zwischen 22 Jahren (Scantia Redempta in Capua, Campanien, Abb. 49) und ungefähr 70 Jahren (Sarmanna in Kobern-Gondorf an der Mosel, Abb. 50). Die Inschrift Sarmannas gibt in schöner Offenheit das Alter mit plus-minus 70 an, was der antiken Wirklichkeit entspricht. Da es keine Einwohnermeldeämter gab, merkte man sich das Geburtsjahr genau oder auch nicht. Auffällig viele antike Inschriften geben das Alter in Dekaden oder in Lustren (Fünfjahresperioden) an.

Frauen waren im antiken Berufsleben ein wichtiger Faktor, wenn es um Heimarbeit wie auch um die Familienversorgung ging. Handwerkerberufe waren normalerweise Domäne der Männer. Keine weiblichen Schuster, Schmiede, Tischler, Maurer und Zimmerleute erscheinen in den Quellen; dass auch die Soldaten nur Männer waren, versteht sich von selbst und in all diesen Berufen haben sich in den Staaten des Abendlandes die Frauen erst im 20. Jh. durchsetzen können. Dass in der Ärzteschaft des Altertums die Frauen so früh Fuß fassten, ist in diesem Rahmen bemerkenswert; schließlich gab es zwar auch nur intern arbeitende Ärzte für große Familien, aber grundsätzlich war der Arztberuf eine soziale Einrichtung, wandte sich also nach außen und auf diesem Gebiet waren Frauen in der römischen Gesellschaft anscheinend ein aktiver Faktor.

Der römische Götterhimmel nahm auf die Frauen Rücksicht: Neben Aesculapius und Hygieia residierten im Olymp gleichsam eine Rangstufe höher Apollo, der Arzt, und seine Schwester Minerva, die Ärztin. *Apollo Medicus* und seine Schwester *Minerva Medica* hatten beide einen Tempel in der Hauptstadt Rom. Noch mehr war *Bona Dea* auf die Frauen bezogen, eine Mysteriengöttin, deren eigentlichen Namen nur die sie verehrenden Frauen kannten und die sich daher der Männerwelt nur als Gute Göttin vorstellte. Ihre Mysterien, ihr Geheimkult, wurden in Rom Anfang Dezember gefeiert. Die Nachrichten sind, wie bei Mysterienkulten verständlich, vage und fragmentarisch. *Bona Dea* trug allerdings Züge einer Heilgöttin, die sie mit Hygieia verbanden. Ihre Zeichen waren Pflanzen, Szepter und die Schlange. Wie bei Asklepios war ihre Statue ein Sitzbild mit der Schlange an der Seite. Ihre Heiligtümer in Rom und Italien wurden als Orte der Heilpflanzenkenntnis beschrieben und es wurden dort wie bei Asklepios ungiftige Schlangen gehalten. Man hat vermutet, dass in den Kultvereinen, den *collegia Bonae Deae*, auch Ärztinnen eine Rolle spielten, eine ansprechende These, die freilich wie so vieles aus der Welt der Mysterien unbewiesen bleiben muss.

Literaturauswahl

Medizingeschichte, Mittelalter und Neuzeit

Sidonia Binder, Weibliche Aerzte, Eine Studie, Stuttgart 1892.

Eva Brinkschulte (Hrsg.), Weibliche Ärzte, Die Durchsetzung eines Berufsbildes in Deutschland, Berlin 1993.

Lilian R. Furst (ed.), Women Healers and Physicians, Climbing a Long Hill, Lexington 1997.

Miranda H. Green, Reconstructing the oeuvre of Trota of Salerno. In: Danielle Jacquart/Agostino Paravicini Bagliani (ed.), La Scuola Medica Salernitana. Gli autori e i testi. Convegno internazionale Università degli Studi di Salerno, 3–5 novembre 2004, Firenze 2007, S. 183–233.

Johann Christian Friedrich Harless, Die Verdienste der Frauen um Naturwissenschaft, Gesundheits- und Heilkunde, Göttingen 1830.

Danielle Jacquart/Agostino Paravicini Bagliani (Hrsg.), La Scuola Medica Salernitana. Gli autori e i testi. Convegno internazionale Università degli Studi di Salerno, 3–5 novembre 2004, Firenze 2007.

Peter M. Jones, Die Heilkunst des Mittelalters in illustrierten Handschriften, Stuttgart 1999.

Gundolf Keil, Die Frau als Ärztin und Patientin in der medizinischen Fachprosa des deutschen Mittelalters. In: Frau und spätmittelalterlicher Alltag. Internationaler Kongress Krems an der Donau 1984, Wien 1986, S. 157–211 (= Sitzungsberichte der Akademie der Wissenschaften, Philosophisch-historische Klasse 473, 9. Veröffentlichungen des Instituts für mittelalterliche Realienkunde Österreichs 9).

Annette Kerckhoff, Heilende Frauen, München 2010.

Britta-Juliane Kruse, Verborgene Heilkünste. Geschichte der Frauenmedizin im Spätmittelalter, Berlin usw. 1996 (= Quellen und Forschungen zur Literatur- und Kulturgeschichte 5 (239)).

Britta-Juliane Kruse, Die Arznei ist Goldes wert. Mittelalterliche Frauenrezepte, Berlin usw. 1999.

Walther Schönfeld, Frauen in der abendländischen Heilkunde vom klassischen Altertum bis zum Ausgang des 19. Jahrhunderts, Stuttgart 1947.

Jean-Charles Sournia u. a. (Hrsg.), Illustrierte Geschichte der Medizin. Geschichte der Medizin, der Pharmazie, der Zahnheilkunde und der Tierheilkunde. 9 Bde., Salzburg 1980–1984.

Jean-Charles Sournia u. a. (Hrsg.), Illustrierte Geschichte der Medizin. Geschichte der Medizin, der Pharmazie, der Zahnheilkunde und der Tierheilkunde. 9 Bde., Berlin 2001 (=Digitale Bibliothek 53).

Medizingeschichte, Altertum

Heike Achner, Ärzte in der Antike, Mainz 2009.

Clotilde D'Amato, La medicina, Roma 1993 (= Vita e costumi dei romani antichi 15).

Véronique Dasen (éd.), Quoi de neuf, docteur? Médecine et santé à l'époque romaine. Exposition du 29 mai au 31 octobre 2010 au Musée romain de Nyon, Nyon 2010.

Véronique Dasen (éd.), La médecine à l'époque romaine. In: Archéo-Théma 16, sept.-oct. 2011.

Stefano De Carolis/Valeria Pesaresi (ed.), Medici e pazienti nell'antica Roma. Atti del Convegno internazionale, Rimini, 12 giugno 2008, Rimini 2008 (= Il Bollettino Medici Provincia di Rimini 9, 1–2, 2008).

Ludwig Edelstein, Der hippokratische Eid, Zürich usw. 1969.

Ralph Jackson, Doctors and Diseases in the Roman Empire, London 1988 (= British Museum Publications).

Helen King, Hippocrates' women, Reading the female body in ancient Greece, London 1997.

Antje Krug, Heilkunst und Heilkult, Medizin in der Antike, 2. Aufl., München 1993.

Ernst Künzl, Medizin in der Antike, Aus einer Welt ohne Narkose und Aspirin, Stuttgart 2002.

Karl-Heinz Leven (Hrsg.), Antike Medizin, Ein Lexikon, München 2005.

Giuseppe Penso, La médecine romaine, L'art d'Esculape dans la Rome antique, Paris 1984.

Heinrich von Staden, Herophilus, The Art of Medicine in Early Alexandria, Cambridge usw. 1989.

Der Ärztestand im Altertum

Klaus-Dietrich Fischer, Zur Entwicklung des ärztlichen Standes im römischen Kaiserreich. In: Medizinhistorisches Journal 14, 1979, S. 165–175.

Hermann Josef Frings, Medizin und Arzt bei den griechischen Kirchenvätern bis Chrysostomos, Diss. Bonn 1959.

Jukka Korpela, Das Medizinalpersonal im antiken Rom, Helsinki 1987 (= Annales Academiae Scientiarum Fennicae. Dissertationes Humanarum Litterarum 45).

Fridolf Kudlien, Die Stellung des Arztes in der römischen Gesellschaft. Freigeborene Römer, Eingebürgerte, Peregrine, Sklaven, Freigelassene als Ärzte, Wiesbaden 1986 (= Forschungen zur antiken Sklaverei 18).

Diethard Nickel, Berufsvorstellungen über weibliche Medizinalpersonen in der Antike. In: Klio 61, 1979, S. 515–518.

Christian Schulze, Medizin und Christentum in Spätantike und frühem Mittelalter, Christliche Ärzte und ihr Wirken, Tübingen 2005 (= Studien und Texte zu Antike und Christentum 27).

Christian Schulze/Sibylle Ihm (Hrsg.), Ärztekunst und Gottvertrauen, Antike und mittelalterliche Schnittpunkte von Christentum und Medizin, Hildesheim 2002.

Juliane C. Wilmanns, Der Sanitätsdienst im Römischen Reich, Eine sozialgeschichtliche Studie zum römischen Militärsanitätswesen nebst einer Prosopographie des Sanitätspersonals, Hildesheim 1995 (= Medizin der Antike 2).

Frauen in Griechenland und Rom

Monika Eichenauer, Untersuchungen zur Arbeitswelt der Frau in der römischen Antike, Frankfurt/Main 1988.

Die Frau in der Antike, Kolloquium der Winckelmann-Gesellschaft Stendal 1985, Stendal 1988 (= Beiträge der Winckelmann-Gesellschaft 17).

Frauenmedizin in der Antike, Griechisch-lateinisch-deutsch, Herausgegeben und übersetzt von Charlotte Schubert und Ulrich Huttner, Düsseldorf usw. 1999.

Danielle Gourevitch, Le mal d'être femme, La femme et la médecine dans le monde antique, Paris 1984.

Elke Hartmann, Heirat, Hetärentum und Konkubinat im klassischen Athen, Frankfurt/M. 2002.

Sharon L. James/Sheila Dillon (ed.), A companion to women in the ancient world, Chichester 2012 (= Blackwell Companions to the Ancient World).

Natalie Kampen, Image and Status: Roman Working Women in Ostia, Berlin 1981.

Bettina Kreck, Untersuchungen zur politischen und sozialen Rolle der Frau in der späten römischen Republik, Dissertation Marburg/Lahn 1975.

Jenifer Neils, Die Frau in der Antike, Stuttgart 2012.

Carola Reinsberg, Ehe, Hetärentum und Knabenliebe im antiken Griechenland, München 1993.

Andrea Rottloff, Lebensbilder römischer Frauen, Mainz 2006 (= Kulturgeschichte der antiken Welt 104).

Ärztinnen des Altertums allgemein

Marcel Baudouin, Femmes-médecins d'autrefois, Paris 1901.

Véronique Boudon-Millot/Véronique Dasen/Brigitte Maire (éd.), Femmes en médecine en l'honneur de Danielle Gourevitch, Paris 2008.

Nancy Demand, Birth, Death, Motherhood in Classical Greece, London 1994.

Rebecca Flemming, Medicine and the Making of Roman Women, Gender, Nature, and Authority from Celsus to Galen, Oxford 2000.

Valerie French, Midwives and maternity care in the Greco-Roman World. In: Marilyn B. Skinner (ed.), Rescuing Creusa: new methodological approaches to women in antiquity, Lubbock,Tx 1987, S. 69–84.

Mélanie Lipinska, Histoire des femmes médecins depuis d'antiquité jusqu'à nos jours, Paris 1900.

Holt N. Parker, Women Doctors in Greece, Rome, and the Byzantine Empire. In: Lilian R. Furst (ed.), Women Healers and Physicians, Climbing a Long Hill, Lexington 1997, S. 131–150.

Ärztinnen des Altertums: Inschriften

Nezıh Fıratlı, Les stèles funéraires de Byzance gréco-romaine. Avec l'édition et l'index commenté des épitaphes par Louis Robert, Paris 1964 (= Bibliothèque archéologique et historique de l'Institut français d'archéologie d'Istanbul 15).

Christian Flügel, Spätantike Arztinschriften als Spiegel des Einflusses des Christentums auf die Medizin, Göttingen 2006 (= Göttinger Forum für Altertumswissenschaft Beiheft 20).

Heike Gregarek/Georg Petzl, Eine kleinasiatische Landärztin und ihre Kinderschar. In: Studien zum antiken Kleinasien V. Hans Wiegartz gewidmet, Bonn 2002, S. 165–179 (= Asia Minor Studien 44).

Herman Gummerus, Der Ärztestand im römischen Reiche nach den Inschriften I, Helsingfors 1932 (= Societas Scientiarum Fennica. Commentationes Humanarum Litterarum III 6).

Johann Oehler, Epigraphische Beiträge zur Geschichte des Aerztestandes. In: Janus 14, 1909, S. 4–20.

Bernard Rémy, avec la collaboration de Patrice Faure, Les médecins dans l'Occident romain (Péninsule Ibérique, Bretagne, Gaules, Germanies), Bordeaux 2010.

Évelyne Samama, Les médecins dans le monde grec, Sources épigraphiques sur la naissance d'un corps médical, Genève 2003 (= École Pratique des Hautes Études. Sciences historiques et philologiques III. Hautes études du monde gréco-romain 31).

Christian Schulze, Christliche Ärztinnen in der Antike. In: Christian Schulze/Sibylle Ihm (Hrsg.), Ärztekunst und Gottvertrauen, Antike und mittelalterliche Schnittpunkte von Christentum und Medizin, Hildesheim usw. 2002, S. 91–115 (= Spudasmata 86).

Adolf Wilhelm, Ärzte und Ärztinnen in Pontos, Lykien und Ägypten. In: Jahreshefte des Österreichischen Archäologischen Instituts 27, Beiblatt, 1932, Sp. 73–96.

Ärztinnen des Altertums: Grabinventare

Benjamin Fillon, Description de la villa et du tombeau d'une femme artiste gallo-romaine découverts à Saint-Médard-des-Prés (Vendée), Fontenay 1849.

Andres Hensen/Joachim Wahl/Elisabeth Stephan/Carola Berszin, Eine Ärztin aus dem römischen Heidelberg. In: Archäologisches Korrespondenzblatt 34, H. 1, 2004, S. 81–100.

Ernst Künzl, Ein archäologisches Problem: Gräber römischer Chirurginnen. In: Philip J. van der Eijk 1995 u.a. (ed.), Ancient Medicine in its socio-cultural context. Papers read at the congress held at Leiden University 13–15 April 1992, Vol. 1, Amsterdam usw. 1995, S. 309–319.

Ernst Künzl/Helmut Engelmann, Römische Ärztinnen und Chirurginnen, Beiträge zu einem antiken Frauenberufsbild. In: Antike Welt 28 (H. 5), 1997, S. 375–379.

Jacques Santrot/Sophie Corson, Pigments, cosmétiques ou medicaments? Dans la tombe gallo-romaine de Saint-Médard-des-Prés (Vendée). In: Dominique Frère/Laurent Hugot (éd.), Les huiles parfumées en méditerranée occidentale et en Gaule, VIIIe s. av.-VIIIe s. apr. J.-C., Rennes 2012, S. 191–215 (= Centre Jean Bérard n° 38, Archéologie de l=artisanat antique 6).

Arztpraxen und Instrumente

Lawrence J. Bliquez, Roman Surgical Instruments and Other Minor Objects in the National Archaeological Museum of Naples, With a Catalogue of the Surgical Instruments in the „Antiquarium" at Pompeii by Ralph Jackson, Mainz 1994.

Ernst Buchheim, Die geburtshilflichen Operationen und zugehörigen Instrumente des klassischen Altertums, Jena 1916 (= Jenaer medizin-historische Beiträge 9).

Stefano De Carolis (ed.), Ars medica, I ferri del mestiere, La domus 'del chirurgo' di Rimini e la chirurgia nell'antica Roma, Rimini 2009.

Hans Eschebach, Die Arzthäuser in Pompeji. Antike Welt, Sondernummer 15, Mainz 1984.

Ralph Jackson, Roman doctors and their instruments: recent research into ancient practice. In: Journal of Roman Archaeology 3, 1990, S. 5–27.

Ralph Jackson, The Domus 'del Chirurgo' at Rimini: an interim account of the medical assemblage. In: Journal of Roman Archaeology 16, 2003, S. 312–321.

Ralph Jackson, Lo strumento chirurgico della domus rimenese. In: Stefano De Carolis (ed.), Ars medica, I ferri del mestiere, La domus ‚del chirurgo' di Rimini e la chirurgia nell'antica Roma, Rimini 2009, S. 73–91.

Ernst Künzl, unter Mitarbeit von Franz Josef Hassel und Susanna Künzl, Medizinische Instrumente aus Sepulkralfunden der römischen Kaiserzeit, Köln-Bonn 1983 (= Kunst und Altertum am Rhein 115).